DES

PLAIES D'ARMES A FEU.

Paris. — Imprimerie de L. MARTINET, rue Mignon, 2.

DES

PLAIES D'ARMES A FEU

COMMUNICATIONS

FAITES A L'ACADÉMIE NATIONALE DE MÉDECINE

PAR MM. LES DOCTEURS

Baudens, Roux, Malgaigne, Amussat,
Blandin, Piorry, Velpeau, Huguier, Jobert (de Lamballe),
Bégin, Rochoux, Devergie.

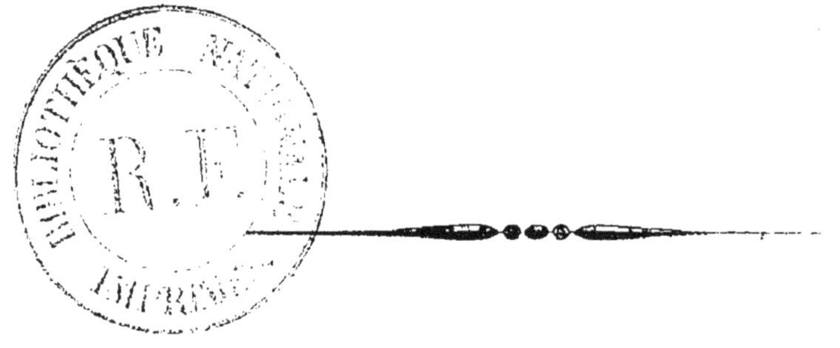

A PARIS,

CHEZ J.-B. BAILLIÈRE,

LIBRAIRE DE L'ACADÉMIE NATIONALE DE MÉDECINE,

RUE DE L'ÉCOLE-DE-MÉDECINE, 17.

A LONDRES, CHEZ H. BAILLIÈRE, 219, REGENT-STREET.

1849.

DES

PLAIES D'ARMES A FEU.

I. Lettre de M. BAUDENS,

CHIRURGIEN EN CHEF DE L'HÔPITAL MILITAIRE DU VAL-DE-GRACE.

Paris, 24 juillet 1848.

Les déplorables événements de juin, en faisant affluer dans les hôpitaux un grand nombre de blessés par armes à feu, peuvent permettre sinon de porter un jugement définitif sur des préceptes thérapeutiques encore controversés, du moins de les apprécier de nouveau, et de se rapprocher davantage de la vérité.

Faut-il, comme je le pense,

1° Rejeter le débridement d'une manière absolue ?

2° Faire immédiatement d'une plaie compliquée une plaie simple par l'extraction de toutes les esquilles libres ou adhérentes, contrairement à l'opinion généralement acceptée, et qui consiste à confier le soin de leur expulsion à un travail éliminatoire et à la suppuration ?

3° Faut-il appliquer au traitement des plaies par armes à feu les réfrigérants, et surtout la glace, pour prévenir un excès de réaction inflammatoire, comme je le fais depuis plus de dix ans, pour combattre toutes les lésions graves provenant de causes traumatiques ?

4° L'avantage des résections sur les amputations appliquées au membre supérieur, après les coups de feu, est-il si incontestable que je sois fondé à dire que la résection doit être la règle, et l'amputation l'exception, à condition toutefois qu'elle sera faite dans les quarante-huit heures qui suivent la blessure ?

5° Quelle est la valeur du précepte suivant que je pose pour la solution de la grande question des amputations immédiates et consécutives ?

« Après examen minutieux de la blessure à l'aide du doigt, » de deux choses l'une, il y a chance ou non de guérir sans » amputation : dans le premier cas, s'abstenir et réserver » l'amputation consécutive ; dans le deuxième cas, amputer à » l'instant même ? »

Si l'Académie pense que le moment est opportun pour l'examen de ces grandes questions de chirurgie, si elle juge qu'il y a lieu de nommer une commission pour recueillir tous les éléments propres à leur solution, je me ferai un grand plaisir et un devoir à la fois de la seconder de tous mes efforts (1).

— M. Roux : Avant d'entendre la lecture de la lettre de M. Baudens, j'avais pensé à proposer d'ouvrir une discussion au sein de l'Académie sur les plaies d'armes à feu. L'occasion est favorable, et Dieu veuille qu'elle ne se représente pas. Mais puisque enfin le malheur des temps nous a rendus témoins d'un si grand nombre de plaies, il faut au moins que la science en fasse profit, et j'offre moi-même de faire la première communication.

(1) L'Académie a décidé qu'elle accueillerait avec empressement tous les documents que M. Baudens voudra bien lui communiquer sur les questions qu'il vient de soulever ; une commission sera chargée de les examiner, et une discussion s'ouvrira naturellement lors de la lecture du rapport. — Voyez *Bulletin de l'Acad. de médecine*, t. XIII, p. 1273.

II. Communication de M. ROUX.

(Séances des 1er, 17 et 22 août 1848.)

L'Académie n'a que trop le souvenir, sans doute, des malheureuses circonstances dans lesquelles, à plusieurs reprises depuis 1830, nous avons eu à Paris, dans nos hôpitaux surtout, à observer, à étudier, à traiter en grand nombre des blessures par armes de guerre, et plus particulièrement encore des blessures par armes à feu, si rares pour nous dans le cours ordinaire des choses. Oublions 1814 et 1815: mais plusieurs fois, depuis dix-huit ans, nos hôpitaux se sont changés, ou quelques uns seulement, ou presque tous, en de vastes ambulances militaires, et nous ont offert un spectacle d'autant plus pénible, qu'il provenait de nos dissensions politiques, et que toutes les victimes étaient nos frères, nos concitoyens. La plupart des chirurgiens de nos hôpitaux ont pu acquérir sur les plaies d'armes à feu une certaine expérience qui semblait réservée à nos confrères de l'armée: ils ont pu ou confirmer ou modifier à quelques égards les doctrines émises par tant d'hommes qui ont honoré la chirurgie militaire, et qui s'étaient formés sur nos grands champs de bataille. Quelques uns de nous, dont la carrière date d'un peu loin, avaient été à même déjà de faire des observations utiles en 1814 et 1815, et même dans des temps plus éloignés encore; de nouvelles circonstances leur ont permis depuis d'asseoir leur expérience sur de plus larges bases.

Tout en remplissant nos devoirs, nous avons eu aussi en vue les progrès, l'intérêt de la science et de l'art, qui sont en définitive ceux de l'humanité, et il serait bien extraordinaire que nous n'eussions pas cherché à faire profiter les uns et les autres des circonstances dans lesquelles nous nous sommes trouvés placés. Les événements de 1830, à ce double point de vue de la science et de l'art, n'avaient point été stériles. Dupuytren fit de brillantes leçons qui, recueillies par ses élèves, resteront dans la science (1). M. Jobert publia dans un *Traité spécial des plaies d'armes à feu*, les résultats de ses nombreuses observations ; si l'Académie veut bien me permettre de me citer aussi, je rappellerai ma *Relation chirurgicale des journées de juillet*, travail qui a eu l'honneur d'être accueilli par elle, et dans lequel j'appelais surtout l'attention sur quelques particularités nouvelles des hémorrhagies consécutives dont j'avais étudié avec soin le mécanisme et les causes.

Pourquoi a-t-on gardé le silence, pourquoi aucune communication n'a-t-elle été faite en 1831, 1834, 1839 ? Ces journées n'avaient point été assez meurtrières ; les faits, soumis à une observation isolée, n'avaient point été assez multipliés pour que leur narration offrît un grand intérêt, pour qu'on pût attacher une grande importance aux résultats généraux.

Mais malheureusement, tels n'ont pas été les événements du mois de juin. Dieu préserve notre chère patrie et notre belle capitale de nouvelles crises, aussi sanglantes, aussi désastreuses. Les journées de juillet avaient été moins fécondes en malheurs, elles n'avaient pas fait autant de victimes. Aussi les enseignements que nous avons pu recueillir, un compte-rendu détaillé de ce qui s'est passé sous nos yeux, ne manqueront-ils pas d'offrir un certain intérêt, et il est digne de l'Académie d'attirer à elle tous les matériaux qu'on peut avoir le désir de lui adresser, et de permettre que, s'il y a lieu, une discussion s'engage à propos de ces communications.

Nous n'aurons pas la prétention d'élever une doctrine nouvelle, et de faire oublier les travaux des grands maîtres de la chirurgie militaire. Personne, plus que nous, n'est admirateur profond de leur savoir, de leur zèle et de la gloire qu'ils ont si justement acquise : parmi eux nous comptons des maîtres et des amis. Mais il nous semble que les circon-

(1) *Traité des plaies d'armes à feu* formant les tomes V et VI des *Leçons de clinique chirurgicale*.

stances toutes particulières, aussi bien pour les blessés que pour les chirurgiens, qui résultent de ces combats dans les rues, permettent certaines remarques, certaines observations que l'on ne peut guère faire sur les champs de bataille. C'est ainsi qu'en 1830 j'ai pu appeler l'attention sur quelques particularités encore ignorées des hémorrhagies. Les blessés de nos insurrections ne se trouvent pas dans les mêmes conditions que les blessés des champs de bataille : ils reçoivent des secours plus prompts; ils n'ont pas à parcourir de longues distances pour être transportés dans nos hôpitaux. D'un autre côté, les chirurgiens peuvent les observer à des époques très rapprochées de celles où ils ont reçu leurs blessures, les suivre pendant tout le cours du traitement, étudier les accidents plus ou moins tardifs qui viennent quelquefois donner une gravité menaçante à une plaie dont jusque-là on avait lieu d'espérer la terminaison régulière et favorable. Ces différences, en créant d'autres points de vue, agrandissent le domaine de l'art et de la science ; la pratique de la chirurgie a déjà largement profité de ces études, et la thérapeutique en a réalisé les avantages pour les malades eux-mêmes.

C'est d'ailleurs une chose intéressante que la comparaison que l'on peut établir entre ces grandes catastrophes qui résultent de nos malheureuses discordes civiles. Bien que les plaies d'armes à feu aient constamment les mêmes caractères, elles offrent cependant des variétés, selon les temps, les circonstances, les événements politiques, variétés qu'il n'est pas sans intérêt et sans profit d'étudier et de connaître. De même que chaque grande épidémie, bien que la nature du mal soit la même, offre cependant une physionomie, un *génie*, comme disaient les anciens observateurs, qui lui est propre, de même on dirait que ces grandes épidémies traumatiques (qu'on me passe cette comparaison un peu forcée, mais juste cependant), présentent chacune un trait caractéristique qui les différencie des autres. Voyez le triste spectacle que nous offraient les blessés de 1814 et de 1815 : leur moral abattu par la défaite, les privations de tout genre qu'ils avaient supportées, les livraient en victimes au typhus et à la pourriture d'hôpital. En 1830, au contraire, nous n'avions que des vainqueurs exaltés par le succès, et sur lesquels les agents délétères eurent moins de prise. Dans les derniers événements, les vaincus sont mornes et silencieux : les vainqueurs n'ont ni exaltation ni enthousiasme ; ils ont le sentiment froid et calme d'un devoir accompli, mais qui ne réagit pas d'une manière notable sur les conditions traumatiques dans lesquelles ils sont placés. Si dans les premiers termes dont je me suis servi le mot *épidémie* doit être considéré comme une image dont la pensée est facile à saisir, il reprend son expression la plus simple et la plus rigoureuse à propos des accidents secondaires qui compliquent les plaies : ici ce sera le tétanos, là ce seront la pourriture d'hôpital, les hémorrhagies, les érysipèles, l'infection purulente, selon les circonstances souvent impossibles à définir, selon le génie épidémique qui nous échappe, mais qui se manifeste si bien cependant par la pluralité et la similitude des désordres qu'il produit.

J'espère que ces considérations préliminaires légitimeront l'initiative que j'ai cru devoir prendre de cette discussion, ainsi que les remarques que je vais présenter à l'Académie.

Je diviserai en deux parties ce que je me propose de dire : dans la première, je présenterai un tableau succinct des faits qui se sont offerts à mes observations ; dans la seconde, j'aborderai quelques questions de doctrine encore controversées, et relatives à la thérapeutique des plaies d'armes à feu.

L'Hôtel-Dieu, par sa position centrale, par sa proximité des lieux qui ont été le théâtre de plusieurs scènes de l'insurrection, devait recevoir, et a reçu en effet, un très grand nombre de blessés. Le chiffre s'en est élevé à 451. Ils ont été distribués dans les trois services chirurgicaux de l'établissement, dirigés par MM. Blandin, Boyer et moi.

Le nombre de ceux qui m'ont été dévolus s'est élevé à 179, sur lesquels 168 hommes et 11 femmes. C'est la première fois que j'ai reçu un aussi grand nombre de femmes. Dans les autres événements, celles qui nous ont été apportées avaient été blessées accidentellement ; dans les dernières affaires, c'est, pour la plus grande partie d'entre elles, en combattant, soit dans les rangs des défenseurs de l'ordre, soit dans les rangs des insurgés, qu'elles ont reçu leurs blessures.

Parmi nos blessés, nous n'avons eu que 12 insurgés.

Les autres appartenaient à la garde nationale et aux différents corps de l'armée. C'étaient presque tous de jeunes sujets appartenant à la période moyenne de la vie. Les limites extrêmes étaient douze ans et quarante-huit ans, un seul sujet de chacun de ces âges.

Leur moral était en général calme; nous n'avons guère observé cette agitation si naturelle qui se prolonge encore un certain temps après le combat, ou l'exaltation que fait naître la victoire. Qu'il me soit permis, messieurs, de payer ici un juste tribut d'éloges aux blessés de la garde mobile. Ces jeunes gens qui ont été si admirables de valeur pendant la bataille, se sont montrés non moins admirables de patience, de résignation, de modestie sans fausse humilité, de courage sans jactance. L'abattement moral des insurgés n'a pas été ce que nous avons vu chez d'autres blessés en d'autres circonstances, notamment en 1830.

Nonobstant ces bonnes conditions nous avons eu une mortalité assez grande : elle a été de 25 dans les premières vingt-quatre heures; les blessures étaient tellement graves qu'il n'y avait pas lieu de leur appliquer les secours chirurgicaux : quelques malades ont expiré à l'instant même où on les déposait sur le lit. Depuis, nous avons perdu 30 à 35 malades, ce qui fait un total de 60 à peu près, pour laisser la part d'omission et d'inexactitude inévitables dans de pareils moments. C'est le tiers de nos blessés Un ou deux succomberont peut-être encore sur les 40 qui restent (1). Les

(1) Je ne connais pas au juste le nombre de ceux qui ont été transportés à la Charité ou au Val-de-Grâce en plusieurs fois à mesure que

résultats avaient été un peu plus favorables en 1830. Permettez-moi, messieurs, de comparer souvent cette époque avec les événements récents. Nous avions reçu à la Charité, où je faisais le service chirurgical concurremment avec M. Boyer, à peu près le même nombre de blessés, 167. La mortalité fut un peu moindre. J'ai fait aux deux époques presque le même nombre d'amputations primitives : 10 en 1830, 11 en juin 1848; pour les opérations consécutives la mortalité a été à peu près la même ; de sorte que je suis porté à penser qu'en général, à des époques différentes, les résultats statistiques se rapprochent beaucoup.

Un seul de nos malades nous a présenté un cas de blessures par armes blanches : il avait reçu à la tête, sur le pariétal gauche, deux coups de sabre dont l'un avait simplement coupé les parties molles jusqu'à l'os sans causer des désordres ; l'autre avait en même temps fracturé la table externe, et produit un léger enfoncement de la lame compacte du pariétal. Ce malade guérit très promptement sans aucune espèce d'accidents.

Nous n'avons eu qu'une blessure par un boulet ; les circonstances qui l'ont accompagnée n'ont pas été faciles à déterminer, mais il est probable que le projectile, déjà à la fin de sa course, et renvoyé par ricochet, est arrivé en roulant. La région métatarsienne du pied gauche était écrasée presque tout entière ; les parties molles internes étaient seules ménagées. La configuration de la plaie était telle que je ne pouvais trouver aux faces supérieure ou inférieure du pied de quoi tailler le lambeau nécessaire pour l'amputation de Chopart. Je n'avais donc guère qu'à choisir l'amputation sus-malléolaire : toutefois, après un examen attentif, je me décidai pour l'ablation partielle du pied en modifiant le procédé de Chopart de la manière suivante : je fis une incision sur le dos du pied depuis le niveau de la tête de l'astragale jusqu'à la base du gros orteil, en la conduisant oblique-

l'état de leurs plaies permettait ce changement ; je ne sais pas au juste non plus combien sont sortis guéris.

ment de dehors en dedans sur les limites de la plaie : je fis à la face inférieure une incision semblable qui suivait la même direction. Je circonscrivis la base du gros orteil à la partie interne par une incision demi-circulaire qui réunit les extrémités des deux autres. J'obtins ainsi un lambeau triangulaire à sommet tronqué : je le disséquai du sommet à la base avec le bistouri. Je le fis alors renverser en dedans par un aide, et je procédai à la désarticulation. Le lambeau s'appliqua très exactement sur les surfaces articulaires de l'astragale et du calcanéum, et fut maintenu en place par des points de suture et des bandelettes. L'opération a eu un plein succès.

Presque toutes les blessures que nous avons eu à observer ont été occasionnées par des balles ou autres projectiles analogues. Rien, absolument rien ne nous autorise à croire que les balles avaient été mâchées ou déformées à dessein, et quand il en aurait été ainsi, je ne vois pas quelle influence cela eût pu exercer sur la gravité des blessures ; les caractères particuliers des plaies d'armes à feu sont le résultat, non de la forme des projectiles, mais de la vitesse et de la force avec laquelle il traverse les parties. Quant à la nature de ces projectiles, ni l'examen direct, ni aucun symptôme particulier observé chez nos malades ne nous l'ont fai suspecter. Je ne crois pas qu'ils fussent empoisonnés.

Le plus grand nombre des balles s'était creusé un trajet complet ; je n'en ai eu que cinq à extraire, quelques unes ont été laissées dans les membres parce que leur recherche aurait nécessité de trop grands dégâts. Nous avons donc observé peu de plaies en cul-de-sac ; les coups de feu étaient tirés à de petites distances, et les balles avaient une force suffisante pour ne point se laisser arrêter par la résistance des parties.

Y a-t-il eu de grandes différences, quant au siége des blessures, entre celles des insurgés et celles des militaires ? Peut-être chez les premiers sont-elles plus nombreuses à la partie supérieure du corps, et de là aussi chez eux, proportionnellement au nombre des blessés, une mortalité plus grande. Cela s'expliquerait d'ailleurs par la position respective des combattants. Les insurgés, cachés derrière leurs barricades, ou tirant de fenêtres élevées, ne recevaient de blessures qu'alors qu'ils découvraient la partie supérieure du tronc, tandis que les défenseurs de l'ordre exposaient également toutes les parties de leur corps au feu de leurs adversaires. En résumé, chez nos blessés, les variétés de siége sont les plus grandes, nous en avons eu près de 60 dans les membres depuis l'épaule et la hanche jusqu'aux doigts ou aux orteils.

Quant à la forme des ouvertures d'entrée et de portée des balles, on admet depuis longtemps que celle de l'entrée est plus petite, plus régulière, tandis que celle de sortie, plus grande, présente souvent une circonférence déchirée, des lambeaux irréguliers. Dupuytren fait remarquer dans ses leçons que ces caractères distinctifs ne sont pas constants et que même ils sont inverses : plusieurs auteurs ont depuis modifié complétement l'ancienne opinion et admis une distinction toute contraire. Nous n'avons, pour notre part, à dire que oui, savoir, que nous avons observé à peu près autant de variétés d'un côté que de l'autre.

J'arrive aux amputations qu'il m'a fallu pratiquer, et je ne puis m'empêcher de mettre en regard du tableau de mes dernières opérations celui des résultats que j'ai obtenus en 1830 dans des circonstances analogues. Je donnerai ainsi toute son extension à la comparaison que j'avais établie dès le commencement de ma communication.

En 1830 j'ai reçu à la Charité 167 blessés, morts 40 :

20 dans les vingt-quatre heures,

20 consécutivement.

Amputations primitives ou immédiates 10, dont deux extirpations du bras; sur ces dix 3 morts, dont un des deux blessés à l'extirpation du bras.

Amputations consécutives 5. Toutes sans succès.

En juin 1848.

3 désarticulations du bras.	1 mort.
1 désarticulation du coude.	1 —
1 amputation partielle du pied.	1 —
2 amputations de la jambe.	1 —
3 amputations du bras.	1 —
1 amputation de la cuisse.	1 —
Total. . .	6 morts

sur 11 amputations primitives.

C'est presque le double qu'en 1830.

Nous avons pratiqué 4 amputations consécutives, savoir :

1 amputation du bras.	1 mort.
2 amputations de la cuisse	2 —
1 amputation de la jambe. .	
Total. . .	3 morts

sur 4 amputations consécutives.

Ces tableaux me fournissent déjà l'occasion de nombreuses remarques si je ne devais les réserver pour la seconde partie de cette communication. Mais, messieurs, je ne puis m'empêcher dès à présent d'attirer l'attention sur la différence si remarquable des résultats entre les amputations primitives et les amputations secondaires. En leur présence, il est difficile de se défendre d'un sentiment opposé avec les préceptes les plus accrédités de la pratique ordinaire. Au lieu de dire que les chirurgiens militaires amputent trop sur les champs de bataille, peut-être devrait-on dire qu'il faut amputer davantage. Dans les cas de ce genre, l'indication précise est la chose la plus délicate à saisir, et la gravité du sacrifice qu'il doit faire n'arrête que trop souvent le courage du chirurgien. Quand il y a un fracas considérable des os, alors les désordres sont ordinairement si grands qu'il est impossible d'hésiter : mais quand les parties molles seules sont très lésées, quand surtout l'artère principale, les branches nerveuses importantes d'un membre sont atteintes, la vie ne saurait s'y maintenir longtemps, il faut opérer. Un de nos malades se trouvait dans ce dernier cas : il avait reçu une balle à l'épaule droite : l'ouverture d'entrée se trouvait près du bord axillaire antérieur, l'ouverture de sortie à la hauteur de la partie moyenne de l'omoplate. Les battements du pouls étaient suspendus, le membre devint en très peu de temps froid et livide. Après vingt-quatre heures je fis l'extirpation de l'épaule comme dernière ressource, et sans le moindre espoir : l'abaissement de température, la lividité remontaient déjà jusqu'à la base du cou. La gangrène fit des progrès incessants, et le malade mourut le cinquième jour après l'opération.

J'insisterai cependant sur le résultat que m'a donné la désarticulation de l'épaule. Sur trois, deux ont complétement réussi, et la troisième faite presqu'en désespoir de cause peut à peine compter, je la fis comme ressource extrême, la terminaison n'en était malheureusement que trop probable. Mais enfin cette opération nous a fourni relativement un beau résultat. Pourquoi, messieurs? c'est que cette opération qui, à première vue, est un sujet d'effroi, n'est pas aussi grave qu'on le croit. On connaît la pratique et l'énergique conviction de Larrey à cet égard : on sait avec quelle facilité il désarticulait le bras pour des blessures qui, aux yeux de la plupart des chirurgiens, n'auraient demandé que l'amputation dans la continuité du membre ; peut-être pourrait-on reprocher à Larrey d'avoir abusé de cette opération. Mais je puis déclarer, messieurs, que je suis arrivé moi-même à cette conviction que la désarticulation du bras, relativement à la conservation de la vie, n'est pas notablement plus grave que l'amputation très haut dans la continuité du membre ; qu'il est presque indifférent de pratiquer l'une ou l'autre de ces opérations.

Une désarticulation du coude a été faite, elle a été funeste. Je dois déclarer tout d'abord que cette opération n'a pas été pratiquée par moi quoique dans mon service, mais en mon absence, dans une nuit pendant laquelle je ne me trouvais pas à l'Hôtel-Dieu. L'Académie sait qu'elle ne m'a jamais entendu, ni ici, ni ailleurs, dire un mot désobligeant pour un confrère, j'ai toujours eu de l'indulgence, j'en ai moi-même besoin. Je suis obligé de faire remarquer cependant que jamais je ne pratiquerai une désarticulation du coude ; que cette opération me paraît contraire à toutes les règles de la bonne chirurgie. Mais j'atteste encore que je n'entends pas incriminer la conduite de ce confrère, homme d'un grand mérite, reconnu de tous, et qui n'a pu que céder à une conviction que je ne puis partager.

Dans les quatre amputations consécutives, nous avons eu trois morts ; épreuve affligeante, et qui vient à l'appui des opinions que j'ai à développer sur les avantages incontestables des amputations primitives.

En 1830, j'avais obtenu des résultats plus avantageux que cette année des amputations primitives, puisque je n'avais eu que trois morts sur mes dix amputés. Mes amputations consécutives avaient été, au contraire, plus funestes, puisque sur cinq amputés, pas un seul ne survécut. Je dois déclarer cependant qu'en février mes amputations consécutives ont été plus heureuses, puisque trois, deux de l'avant-bras et une du bras ont réussi, comme a réussi une extirpation du bras chez un enfant de quinze ans, seule amputation primitive que j'aie eu occasion de faire à cette époque.

Quant aux accidents que j'ai pu observer, primitifs ou consécutifs, les uns et les autres sont spéciaux ou généraux.

Pour les accidents spéciaux, le seul fait un peu remarquable et qui sorte des faits communs, est le suivant : le malade reçut une balle à la tête vers la partie moyenne du pariétal droit. On trouva une plaie en gouttière des parties molles avec dénudation de l'os, sans apparence de fracture. Il y avait une paralysie incomplète du sentiment et du mouvement dans le membre supérieur gauche, un peu d'hébétude de la face, de déviation des traits de la partie latérale gauche. C'était un jeune homme de vingt ans très vigoureux. La paralysie augmenta pendant deux jours, et en même temps nous observions un phénomène intéressant. Le malade avait conservé l'intelligence, cependant il avait perdu de sa vivacité ; il répondait lentement aux questions, et ne se servait que de phrases entrecoupées dans lesquelles figuraient seuls les infinitifs des verbes et les noms sans article ou pronom. Quelques saignées améliorèrent assez rapidement les symptômes, la paralysie des membres diminua, la physionomie reprit son expression et l'intelligence sa vivacité. Nous perdîmes de vue ce malade qui fut transporté dans la salle réservée aux insurgés aussitôt que son état le permit.

A l'égard des accidents généraux, qu'on peut remarquer partout, mais qui semblent plus communs dans les plaies des membres, nous n'avons pas observé d'hémorrhagies primitives. La valeur des moyens à opposer à ces hémorrhagies sera examinée dans la discussion ouverte, s'il y a lieu, par l'Académie.

Nous n'avons pas eu de cas de tétanos, ce qui est dû probablement à la promptitude des secours; si le tétanos paraît plus fréquent à l'armée, ne serait-ce pas à cause des conditions dans lesquelles se trouvent placés les blessés, exposés à de longues marches, aux vicissitudes et aux intempéries des saisons, aux variations subites de température, etc. ? Au moins nous avons eu bien rarement occasion d'observer cette grave complication des plaies au milieu des conditions favorables d'hygiène et de soins dont nous sommes le plus souvent entourés.

La gangrène s'est manifestée une seule fois dans les conditions que j'ai indiquées plus haut chez le malade qui avait eu l'artère axillaire et le plexus brachial atteints par la balle, et chez lequel j'ai fait l'ablation du bras.

La pourriture d'hôpital est un accident qui tend de plus en plus à disparaître de nos hôpitaux, maintenant qu'un nombre de lits plus en rapport avec celui des malades, qu'une aération mieux entendue, des moyens désinfectants, des précautions hygiéniques de toute sorte permettent d'éviter jusqu'à un certain point les influences délétères de l'encombrement, malgré l'augmentation du nombre de nos malades, la grande quantité de plaies en suppuration à la même époque, nous n'avons observé qu'un seul cas de pourriture d'hôpital; il ne s'est pas transmis, et n'a pas causé d'ailleurs de grands ravages. C'était chez un militaire qui reçut une balle à la face interne de la jambe. Elle s'était creusé un trajet à double ouverture dans les parties molles, sans solution complète dans la continuité du tibia. Toutefois la face interne était dénudée dans une certaine étendue, et l'os présentait une *fêlure* longitudinale, et que l'on put directement constater après avoir incisé, au bout de quelques jours, le point qui séparait les deux ouvertures de la balle, parce que la suppuration n'avait point un écoulement suffisant, et que la peau, amincie, rougeâtre, menaçait de se mortifier. La pourriture d'hôpital recouvrit toute la plaie d'une pulpe grisâtre et fétide; la suppuration abondante était sanieuse, parfois sanguinolente. On appliqua les caustiques, le fer rouge, le jus de citron; la plaie se détergea au bout de quelque temps, et reprit le meilleur aspect. Seulement la cicatrisation est retardée par la mortification d'une partie du tibia.

Une seule hémorrhagie consécutive est survenue à la suite d'une fracture de l'avant-bras à son tiers supérieur. Les hémostatiques, appliqués directement sur la plaie, ont été insuffisants; il a fallu recourrir à la ligature de l'artère brachiale, qui n'a été suivie d'aucun accident. Aujourd'hui la ligature s'est détachée, le malade est en bonne voie de guérison.

Mais nous avons eu bon nombre de résorptions purulentes, ce sont elles qui ont en grande partie décimé nos malades.

Il me reste maintenant à aborder les questions de thérapeutique chirurgicale que ce sujet comporte. Mais je craindrais de fatiguer l'attention de l'Académie, et je lui demande la permission de continuer dans la prochaine séance.

Messieurs, avant d'entrer dans la seconde partie de ma communication, je demande à l'Académie la permission de revenir sur quelques points que je n'avais pas indiqués, et dont la lacune m'a été signalée par quelques uns de nos collègues et par la presse médicale. Je n'avais point dit si dans les amputations que j'ai pratiquées j'avais employé le chloroforme. Je l'ai employé dans toutes mes opérations, et toujours avec des avantages bien marqués, sans avoir à lui reconnaître jamais le plus petit inconvénient. Cette question reviendra d'ailleurs lors de la discussion sur l'emploi des moyens anesthésiques qui doit bientôt s'ouvrir devant l'Académie, à la suite de communications sur lesquelles elle est appelée à prononcer.

Je n'avais indiqué que quatre amputations consécutives, j'en ai fait une cinquième depuis, ce qui me donne un chiffre exactement semblable à celui de 1830. De mes quatre premières une seule avait réussi, c'était une amputation de jambe : j'ai tout lieu de croire, autant qu'on puisse le préjuger dans une question semblable, d'après la marche de la plaie, que ma cinquième opération, qui est une amputation de cuisse, me donnera un nouveau succès. Ce n'est point encore, malheureusement, le terme des mutilations que nous serions obligés de faire : en ce moment même j'hésite si je dois pratiquer à l'un de nos blessés une désarticulation de la cuisse pour une fracture comminutive très grave par un coup de feu : toutefois il me faudra me décider sous très peu de temps.

Quelques explications encore; je demande à l'Académie de vouloir bien me les permettre. On a peut-être un peu mal interprété ce que j'ai dit de la désarticulation du coude : j'avais cru pouvoir, jusqu'à un certain point, la distraire du nombre des opérations sur lesquelles j'établissais mes calculs : je ne l'avais point pratiquée moi-même, je ne suis point partisan de cette opération, je ne l'ai jamais faite, je ne la ferai jamais. Je l'ai déjà dit, messieurs, je ne voudrais pas que cette proposition fût acceptée comme un blâme absolu pour les chirurgiens qui obéissent à des convictions différentes ou contraires, et surtout qu'elle fût prise en mauvaise part vis-à-vis d'un confrère dont nous avons tous apprécié le savoir, le caractère et le talent. J'ai longuement et mûrement réfléchi à toutes les considérations qui pouvaient me faire rejeter la désarticulation du coude du nombre des opérations que la chirurgie doit se permettre, et, je le répète, je les ai trouvées telles que dans le cours d'une longue pratique je ne me suis jamais décidé pour cette désarticulation. M. Malgaigne ne partage pas ma manière de voir à cet égard, et je le remercie des termes obligeants avec lesquels il m'a prié de justifier ma répugnance. Sur un des blessés qu'il a eu à soigner, il a fait avec succès la désarticulation du coude; il y en a eu d'autres, je le sais. Eh bien, messieurs, tout cela n'est point suffisant pour me faire abandonner mes opinions; et je ne vois point quels avantages l'amputation dans la contiguïté des os de l'avant-bras peut avoir sur l'amputation dans la continuité même du bras à sa partie inférieure. Sans doute quand on a à agir sur l'avant-bras et qu'on est libre de choisir, avec des chances de succès à peu près égales, le lieu sur lequel portera l'instrument, cette partie du membre est trop importante dans les fonctions que le bras tout entier est appelé à remplir, pour qu'on ne cherche pas à en conserver la plus grande longueur possible. Mais dans la désarticulation du coude on laisse seulement au membre un pouce d'étendue de plus que si on avait amputé dans la continuité de l'humérus; le moignon ne peut pas davantage servir à la prothèse, et l'appareil, destiné à reproduire une partie des mouvements de l'avant-bras, devient inutile, l'articulation du coude a été détruite : ce n'est que par son intermédiaire que le jeu du membre artificiel peut s'exécuter. D'autre part, l'opération dans la contiguïté est un peu plus difficile que l'amputation du bras, le procédé opératoire n'est pas aussi simple, aussi régulier dans son manuel; on n'est pas toujours sûr de conserver des lambeaux suffisants pour recouvrir les portions du squelette mises à nu, leur affrontement n'est pas aussi facile : on laisse au fond de la plaie des surfaces osseuses étendues, recouvertes de cartilage qui doit subir un premier travail d'absorption avant que celles-ci soient arrivées aux dernières transformations qui établissent la constitution définitive d'un moignon ; on laisse au fond de la plaie des culs-de-sac de la synoviale s'enflammant avec facilité, et l'on connaît les inconvénients de l'inflammation, si souvent portée à dépasser certaines limites. Au prix d'accidents plus nombreux et plus imminents, sinon plus fréquents, la désarticulation du coude n'a donc, sur l'amputation du bras, que l'avantage de conserver un peu plus de longueur au membre, résultat inutile, puisque celui-ci ne saurait recevoir, pas plus dans un cas que dans l'autre, un appareil destiné à rendre la difformité moins impuissante.

J'aborde maintenant la seconde partie du sujet que j'ai à traiter, et je demande pardon à l'Académie d'être obligé, pour des raisons particulières, de ne pas lui donner autant d'extension que j'auraisd'abord voulu le faire : ce sera abuser moins longtemps de l'attention qu'elle m'accorde, et je pourrai moi-même, en abrégeant un peu chacune des parties de la question, aborder plus de points importants, et faire en quelque sorte preuve de mes opinions, par avance, sur diverses doctrines qui feront le principal objet de discussions auxquelles je regretterai peut-être de ne pouvoir assister plus tard. Ce que j'ai à dire est donc le résultat des opinions que je me suis formées dans ma pratique, plutôt qu'une controverse après examen détaillé de toutes les opinions différentes, comme cela devrait être dans une discussion régulièrement établie. M. Malgaigne (page 1275) a déjà traité une des plus graves questions, celle du moment où l'on doit opérer ; il a même apprécié la valeur relative de l'opération en s'appuyant sur des faits puisés aux diverses sciences. Pour moi, je me contenterai d'abord de parler du traitement, de rapporter comment j'ai agi dans les circonstances où je me suis trouvé.

Il n'est pas besoin dans une Académie où je ne parle point à des élèves, mais à des confrères initiés comme moi à la science et à la pratique de la chirurgie, de traiter longuement des caractères particuliers des plaies d'armes à feu : besoin n'est pas non plus d'examiner les plus petits détails du traitement. Qu'il me soit permis cependant de rappeler que toute plaie d'arquebusade est une plaie essentiellement contuse, donnant lieu nécessairement à la mortification des parties touchées, par conséquent non susceptible de réunion immédiate, de guérison prompte.

Une telle plaie réclame un autre traitement que celui que l'on applique aux autres lésions traumatiques. Cependant ne peut-on pas, dans quelques cas, changer entièrement le caractère et la nature de ces plaies? Ne peut-on pas quelquefois les transformer en une plaie simple, susceptible même de réunion (1)? Par exemple, j'ai constamment remarqué qu'en régularisant les plaies par armes à feu de la face, on pouvait les réunir. Je pourrais citer plusieurs exemples de blessures des joues, par explosion d'armes à feu dans la bouche, par lesquelles un simple avivement des surfaces, un ébarbement des bords et la solution de continuité, ont réussi pour amener une réunion immédiate parfaite. On objectera, sans doute, que ces plaies de la joue guérissent toujours très bien, que les tissus n'ont pas été touchés par un corps contondant, qu'ils n'ont pas été directement mortifiés, mais que plutôt ils ont cédé par une simple déchirure

Cependant ce fait a une certaine valeur. Mais voici un autre exemple, pris dans des circonstances différentes, qui prouve davantage. Peut-être l'Académie aura-t-elle gardé quelque souvenir d'une observation dont je lui fis part en 1830 dans le mémoire que j'ai lu devant elle. Il s'agissait d'un jeune homme de vingt-deux ans : une balle avait atteint le scrotum, sans toucher aucunement à la verge. Les enveloppes communes aux deux testicules avaient été, non pas seulement transpercées, mais divisées complétement d'avant en arrière, sur la ligne médiane, depuis le dessous de la verge jusqu'au périnée. La cloison des dartos était détruite, et les deux testicules, que la balle avait respectés, chacun renfermé dans son pérididyme, s'étaient échappés à travers cette grande fente du scrotum, et pendaient jusqu'à la partie moyenne de la cuisse. Les bords de la plaie étaient inégaux et comme frangés. Je pris promptement la résolution de faire remonter les testicules dans le scrotum, et, pour les maintenir en place, de rétablir artificiellement la continuité de la

(1) N'est-ce pas là, jusqu'à un certain point, si j'ose employer cette comparaison un peu forcée, il est vrai, ce que nous produisons par nos amputations qui substituent une plaie plus simple, plus accessible aux ressources de la chirurgie, à une plaie causée par des moyens mécaniques sans aucune régularité?

peau, en plaçant quelques points de suture sur les bords de la plaie, après avoir, pour ainsi dire, avivé ou rafraîchi ses bords, ou plutôt après en avoir retranché toutes les portions frangées. Cependant je n'aime point la réunion immédiate des plaies du scrotum; je l'emploie bien rarement après la castration. Mais, au risque de ne point réussir, je n'hésitai point à y avoir recours dans le cas dont il s'agit, et de plus j'employai la suture, parce que de simples bandelettes agglutinatives n'auraient pas mis suffisamment obstacle au déplacement nouveau des testicules. Le succès fut complet.

Débridement. — Cette question a trop occupé et occupe peut-être encore trop les chirurgiens. Les premiers législateurs de la chirurgie militaire, dont les travaux ont fondé, en même temps que la gloire de nos armes, notre réputation scientifique, voulaient que toute plaie d'armes à feu fût immédiatement débridée, quelles qu'en fussent l'étendue, la profondeur, et ils conservent à peine une contre-indication à cet égard. Leur pratique, soumise depuis à un examen plus approfondi, a subi des modifications : nous en sommes venus à douter de son utilité, de ses avantages réels, et maintenant il est peu de chirurgiens qui fassent des débridements, seulement pour débrider. Dans tous les cas, presque indistinctement, on les a réservés pour des indications exceptionnelles. Posée dans les termes les plus précis et les plus légitimes, la question du débridement ne doit donc être agitée qu'à propos des plaies simples, car il est indiqué de lui-même et obligatoire toutes les fois qu'il faudra retirer des esquilles un corps étranger, aller à la recherche d'un vaisseau qui fournit une hémorrhagie, puis en faire la ligature. Les indications ainsi limitées sont réelles, mais moins nombreuses qu'on ne le croit.

Je ne puis me défendre de l'idée que le débridement est une pratique utile et bonne à conserver s'il est possible de le faire sans causer des désordres considérables, intéressant des vaisseaux d'une certaine importance, des masses musculaires épaisses, toutes les fois qu'on n'a pas à transpercer dans une certaine étendue un membre volumineux. N'y aurait-il pas un certain avantage à produire autant que possible la transformation ultérieure d'un canal en gouttière? Ce matin même je voyais un malade qui était entré dans mon service avec une plaie des parties molles, contournant le fémur sans lésion de l'os. La vie de cet homme est en danger et m'inspire des inquiétudes sérieuses, par le fait seul de l'abondance excessive de la suppuration. Dans beaucoup de ces plaies, bornées aux parties molles, le pus se fraie difficilement une route au dehors par un trajet plus ou moins oblique anfractueux; il séjourne dans les arrière-cavités du conduit creusé par la balle, s'oppose à l'affrontement, à l'adhésion des parois; la plaie s'oblitère avec lenteur, expose pendant sa durée à bien des chances de dangers.

Le débridement aura une utilité incontestable au moins pour les plaies en canal qui sont un peu superficielles, et que l'on peut transformer sans crainte de porter le bistouri trop avant dans les chairs. Il y a quelques jours j'ai ainsi fendu une languette de peau jetée en forme de pont entre les deux ouvertures d'entrée et de sortie d'une balle qui avait traversé les parties molles autour de la cuisse gauche chez un de nos blessés. La plaie, maintenant réduite à une gouttière, a été promptement modifiée en peu de temps elle a marché vers une cicatrisation régulière. En général, cependant je débride peu, à moins d'indication particulière à remplir, et je m'abstiens presque complétement s'il n'y a pas menace d'étranglement des parties, s'il n'y a pas de vives souffrances, des transformations à donner à la forme de la plaie.

Extraction des corps étrangers. — Je comprends que la présence d'une balle dans le trajet d'une plaie est une chose fâcheuse en elle-même; sans doute, il vaudrait mieux qu'il n'en fût pas ainsi. Je crois que si l'opération est facile, si l'on a bien mesuré la position du corps étranger, si l'on peut arriver à lui par des moyens directs, sans intéresser une trop grande épaisseur des parties molles, on doit procéder à l'extraction le plus tôt possible. Dans des conditions opposées, je m'abstiens; il vaut mieux abandonner la nature à elle-même, la balle se fraiera insensiblement une voie jusqu'au dehors. J'ai toujours présente à l'esprit, messieurs, cette grande et belle idée si bien mise en lumière par les travaux de J. Hunter : les parties sont d'autant moins disposées à l'inflammation qu'elles sont plus profondes, et les corps étrangers y produisent difficilement la suppuration. La phlogose qui s'y établit prend les caractères de l'inflammation que J. Hunter a appelées ulcératives : elle ouvre lentement et sans désordre une voie progressive au-devant du corps étranger, l'amène jusqu'aux couches superficielles de la surface des membres : là seulement un abcès se forme, s'ouvre bientôt, et transmet au-dehors la balle avec le produit de la sécrétion purulente. Cette migration des corps étrangers, cette tendance si remarquable, et pour ainsi dire invincible à se porter vers la périphérie du corps, sont des phénomènes trop connus, trop bien démontrés, pour qu'on n'ait pas à compter sur leur accomplissement ; et d'après cela je veux qu'on soit très prudent, très réservé dans la pratique chirurgicale à l'endroit de l'extraction des corps étrangers.

Hémorrhagies. — Messieurs, j'arrive à l'un des accidents les plus graves des plaies d'armes à feu par la promptitude du danger pour le malade, et celle de la détermination qu'elle impose au chirurgien : ce sont les hémorrhagies.

Il faut tout de suite les diviser en deux classes bien distinctes : les hémorrhagies primitives, les hémorrhagies consécutives. Les chirurgiens militaires, si avantageusement placés du reste sur un vaste champ d'étude, nous ont transmis des enseignements féconds sur plusieurs questions de haute pratique ; mais, je l'ai dit déjà, leur position même, l'organisation des services qu'ils sont appelés à diriger, font que leurs observations ne portent point également, et sur les accidents primaires et sur les accidents tardifs. De là vient, par la force des choses, et malgré leurs études savantes et consciencieuses, qu'ils nous ont laissé inachevées quelques observations fort importantes sur les hémorrhagies secondaires. Tel était un des principaux sujets du mémoire que je présentai en 1830 à l'Académie : j'y faisais une observation, c'est que les hémorrhagies consécutives apparaissent plus ou moins tard sur la nature des plaies. Dans celles qui n'intéressent que les parties molles, il est rare qu'elles surviennent après le neuvième ou le dixième jour; les sixième, septième, huitième, sont l'époque à laquelle l'écoulement de sang se manifeste dans le plus grand nombre des cas. Dans les plaies compliquées de fractures, il pourra, au contraire, survenir beaucoup plus tard, vers le quinzième jour, au dix-huitième, au vingtième, quelquefois même à une période encore plus avancée. Qu'on veuille bien l'attribuer, comme je le pense, à la mobilité, au déplacement d'esquilles osseuses qui viendraient piquer, contondre des artères déjà enflammées, disposées à l'ulcération, toujours est-il que pour les plaies avec délabrement des os l'imminence des hémorrhagies est plus longtemps à craindre et qu'elle se révélera en général assez tard.

Comment faut-il se comporter pour le traitement des hémorrhagies? On ne peut leur opposer que la ligature. Mais quel est le procédé chirurgical auquel on doit avoir recours?

Messieurs, je n'ai jamais vu de grande et grave hémorrhagie primitive à la suite de coups de feu; je n'ai donc jamais eu l'occasion présente d'accepter à leur égard la question du comment faire. Je suis persuadé cependant que dans les hémorrhagies primitives pour des blessures qui n'intéressent que les parties molles, il faut se comporter, nonobstant les caractères particuliers de la plaie, comme si l'on avait affaire à une plaie simple : on procéderait à la recherche des vaisseaux divisés, et l'on ferait une ligature sur chacun des deux bouts, si l'artère était entièrement coupée, ou une ligature, également double, c'est-à-dire au-dessus et au-dessous de l'ouverture simple du tube artériel. Ce moyen hémostatique est le plus rationnel; il est certainement le plus efficace; je voudrais qu'on pût toujours l'employer; malheureusement il n'en sera pas ainsi dans tous les cas, la difficulté de reconnaître quelle est la branche intéressée, de trouver au milieu d'une plaie saignante le vaisseau lésé, posera des limites ; mais le précepte n'en demeure pas moins comme l'expression de la meilleure méthode à suivre.

Au contraire quand il s'agit d'hémorrhagies consécutives,

il faut, comme pour le traitement des anévrismes, agir sur le vaisseau à une certaine distance de la blessure : la ligature au lieu même présenterait de trop grands obstacles. En général, messieurs, je n'aime pas à agir avec l'instrument tranchant dans une plaie déjà ancienne, et y ajouter les éléments d'un nouveau travail, de nouveaux frais de réparation. C'est donc à la méthode d'Anel ou de Hunter que j'ai recours ; je pourrais citer un grand nombre de faits qui parlent en sa faveur : mais voici entre autres un cas récent qui s'est passé dans mon service à l'Hôtel-Dieu : à l'époque où je faisais ma première communication à l'Académie sur nos blessés de juin, je venais de lier l'humérale à un malade dont le cubitus gauche avait été fracturé par une balle vers son tiers supérieur. C'était la quatre-vingtième ligature du gros vaisseau que je pratiquais : l'opération fut simple, et remédia définitivement à l'hémorrhagie que d'autres moyens n'avaient pu arrêter. La plaie est aujourd'hui en pleine voie de cicatrisation avancée : vers le douzième jour les fils tombèrent entraînant avec eux le rouleau de diachylon sur lequel ils étaient noués. J'emploie le procédé de Scarpa, et j'y tiens : je pose deux ligatures à une petite distance l'une de l'autre, et serrées autour d'un rouleau de diachylon, comme je viens de le dire.

Irrigations continues. Applications réfrigérantes. — Je comprends, messieurs, toute la délicatesse des rapports qui existent entre les membres de l'Académie et un confrère admis, en dehors de son sein, à lui faire une communication scientifique sur laquelle la commission n'a point encore prononcé. Je m'associe pour ma part de grand cœur aux loyales paroles que vient de nous faire entendre notre honorable président. Mais, messieurs, qu'il me soit permis, sans nommer personne, de toucher à une question qu'il était nécessairement dans mes intentions d'aborder : elle a depuis longtemps déjà sa place dans la pratique chirurgicale, ce n'est en rien la préjuger ou la combattre vis-à-vis de la communication que vous avez entendue, que de formuler mes opinions particulières à cet égard.

Je dirai tout d'abord, quant aux applications de la glace, que je ne crois pas qu'elles puissent avoir de grands avantages, nonobstant ce qu'on pourrait dire, je ne dis pas ce qui a été dit. Je ne m'en servirai, par exemple, jamais pour les fractures comminutives avec grands désordres dans l'espérance de sauver un membre qu'il sera moins dangereux et plus utile d'emporter. Quant aux plaies des parties molles, je n'admets les applications froides que comme moyen de modérer l'inflammation, sans avantages plus marqués que par nos autres agents thérapeutiques. On ne pourra jamais faire qu'une plaie par arme à feu ne donne pas lieu à l'inflammation. Et s'il était possible d'arriver à ce résultat, il faudrait bien se garder de le chercher, car l'inflammation est un moyen de guérison dont se sert la nature. S'il est vrai d'ailleurs que toute plaie d'arme à feu soit toujours accompagnée d'un certain degré d'atonie, effet de l'ébranlement et de la commotion, que ne doit-on pas craindre de l'application de la glace?

Qu'on se borne donc à faire, si c'est possible, que l'inflammation se tienne dans certaines limites, mais quant à la prévenir ou la dominer d'une manière absolue, la prétention n'est pas juste. Je le répète, on peut craindre d'empêcher ce degré de phlogose, cette inflammation adhésive est nécessaire à la réunion des plaies. Permettez-moi, messieurs, une petite digression qui vient à l'appui de ma manière de voir : j'ai éprouvé une fois les mauvais effets des réfrigérants pour une plaie que je voulais réunir. C'était pour un cas de staphyloraphie opérée avec tout le soin possible, je ne le dis pas pour moi, mais pour l'opération, en présence d'Astley Cooper, il y a une vingtaine d'années. Je crus pouvoir céder aux instances du malade qui souffrait beaucoup de la soif au milieu des chaleurs vives du mois de juillet; je lui permis l'usage de fragments de glace maintenus dans la bouche. L'inflammation adhésive ne se fit pas, il y eut insuccès complet. Un an après je recommençai l'opération qui cette fois réussit. Le patient devint plus tard avocat-général dans une de nos Cours royales, devenue Cour d'appel.

Cependant on a rapporté des exemples de guérison. Je ferai à propos des succès les mêmes observations que vous a présentées M. Malgaigne dans la dernière séance : c'est qu'un assez grand nombre de militaires ont été transportés de nos services dans d'autres hôpitaux ; ils étaient nécessairement compris parmi nos blessés les moins gravement atteints, et ces considérations doivent entrer pour une bonne part dans l'appréciation de la valeur exacte des chiffres statistiques qui ont été donnés. En dernière analyse, je consentirais tout au plus à l'emploi des irrigations continues dans le traitement des plaies d'armes à feu, et encore me semble-t-il que les embarras qu'il cause rendent la ressource difficile et peu appréciable.

Enlèvement des esquilles. Résection. Amputation. — Il me reste à parler de trois opérations dont deux peuvent toutefois être rangées en quelque sorte dans les mêmes considérations : ce sont l'ablation des esquilles, la résection qui, à proprement dire, ont pour but de déblayer les parties, de régulariser les surfaces osseuses qui se sont mises en rapport. J'approuve qu'on agrandisse les plaies autant qu'il sera nécessaire, qu'on entraîne les esquilles mobiles, qu'on détache par des manœuvres sagement combinées celles qui tiennent encore un peu. Cette doctrine n'est pas nouvelle pour moi, messieurs, et je prends la liberté de vous relire quelques lignes de mon Mémoire de 1830. « Mon habitude, » disais-je, constante, dans les cas de ce genre, est d'agran- » dir les plaies intérieures en pénétrant jusqu'aux os brisés, » d'inciser grandement et profondément les parties molles, » de mettre ainsi à l'aise, qu'on nous passe l'expression, ces » parties destinées à être bientôt le siége d'un gonflement » inflammatoire considérable, de découvrir l'os ou les os » fracturés, d'enlever toutes les esquilles, tous les fragments » visibles de ces os, fragments quelquefois si nombreux, » même ceux qui semblent avoir conservé quelque adhérence » avec le périoste, avec les chairs. Il est très rare, en effet, » que ces fragments, quand on les conserve, prennent part » à la consolidation ; le plus ordinairement ils y nuisent par

» leur présence même, et en s'opposant au contact immédiat » des grands fragments entre lesquels ce travail doit s'accom- » plir, en même temps qu'ils excitent et entretiennent une » longue suppuration. Je tiens à déblayer le membre, à le » débarrasser de toutes ces esquilles, véritables corps étran- » gers dont je crains le séjour bien plus que je ne crains les » plaies qu'il faut faire, ou les plaies qu'il faut agrandir pour » satisfaire pleinement à cette première indication. C'est » ainsi, et c'est ainsi seulement, j'en suis convaincu, qu'on » peut arriver à des résultats avantageux dans le traitement » des fractures consécutives, et surtout de celles qui se mon- » trent avec un certain appareil de gravité, mais pour les- » quelles néanmoins il est permis d'entreprendre la conser- » vation du membre. » Ce que je viens d'avancer s'applique surtout aux fractures de la partie moyenne des membres. J'ai entendu dire ici avec plaisir qu'on pouvait enlever une partie du péroné, du cubitus, etc., et retrancher ainsi une portion plus ou moins considérable d'un os dans les membres dont le squelette est composé, de deux tiges osseuses, dont l'une joue un rôle moins important que l'autre dans les fonctions qu'il est appelé à remplir. Pour ma part, je n'ai pas eu occasion de le faire dans des circonstances semblables, mais, pour d'autres cas, il m'est arrivé d'enlever la totalité du péroné en ne laissant que les deux extrémités articulaires de cet os.

Dans son sens le plus rigoureux, ce n'est point là, à proprement dire, une résection : on donne plutôt ce nom à l'enlèvement d'une portion osseuse qui emporte avec elle une surface articulaire. L'indication d'une semblable opération s'offrirait souvent; cependant la résection n'est pas pratiquée fréquemment par les chirurgiens pour les plaies d'armes à feu. Boucher, de Lille, avait eu l'idée de cette méthode; Percy, qui la préconisait, prétendait l'avoir employée avec succès. Depuis elle a été presque abandonnée.

Moi-même, sans avoir des idées bien arrêtées sur les avantages et les inconvénients de cette méthode, sans savoir précisément si, par elle, on peut espérer conserver un membre plus souvent qu'on ne sauve la vie en pratiquant l'amputation, je n'ai pas cru devoir l'expérimenter. Cependant les circonstances seraient bien plus favorables dans la position où nous sommes qu'elles ne peuvent l'être aux armées, et nul chirurgien peut-être n'est plus partisan que je ne le suis de toutes les sortes de résections, de toutes les ablations, de tous les retranchements partiels d'os malades, soit dans les articulations, soit hors les articulations, en conservant les chairs qui les entourent. J'en suis très partisan, surtout dans les affections articulaires chroniques : je l'ai pratiquée dix-huit fois au coude. Quant à l'appliquer ici pour les coups de feu, j'y ai beaucoup réfléchi en maintes circonstances, mais je craindrais d'avoir à emporter une portion d'os trop considérable, de causer de trop graves désordres dans les parties molles. Je ne la ferai jamais au genou, tout au plus encore à l'articulation du pied avec la jambe. Celle de l'épaule s'y prêterait probablement mieux; toutefois je ne l'ai pas faite cette année non plus qu'en 1830. En résumé, tout prévenu que je puis être en faveur de la résection des os considérée en général, je me sens disposé à lui préférer l'amputation du membre dans les coups de feu des articulations, soit que cette amputation doive ou puisse être faite dans l'articulation même qui est le siége des désordres, soit qu'il convienne mieux de la faire au-dessus de cette articulation.

Ce n'est pas ma faute, messieurs, si une troisième fois je suis appelé à prendre la parole devant vous; je demande pardon à l'Académie de l'occuper si longtemps. Avant de poursuivre, je désirerais rendre compte d'un fait : il y a quelques jours, lors de ma première communication, j'avais annoncé vaguement que bientôt j'aurais probablement à pratiquer une extirpation de la cuisse pour une fracture comminutive du tiers supérieur, dont je n'obtenais point la consolidation après un traitement déjà bien long, supporté avec résignation et une grande patience de la part du malade. Mais la suppuration restait très abondante, il n'y avait pas de signes de travail réparateur, le sujet s'affaiblissait beaucoup, et j'avais été porté, comme dernière ressource, à tenter l'extirpation. Le malade est aujourd'hui dans le cours du cinquième jour, il est impossible de dire quelles seront les suites d'une opération aussi grave, et de ne pas conserver des craintes, mais enfin l'état de la plaie est peut-être aussi bon que possible dans les circonstances où nous nous trouvons. Je prendrai la liberté de mettre sous les yeux de l'Académie le fémur fracturé, la pièce est remarquable à plusieurs égards. La balle a brisé l'os dans le tiers supérieur, comme vous pouvez le voir. Le malade a été atteint en marchant, le projectile avait transpercé le membre de part en part, et produit une fracture comminutive. Une esquille volumineuse a été rejetée en arrière, elle forme un angle prononcé ouvert en bas, et sa direction est oblique par rapport à l'axe des fémurs : elle n'a point été dépouillée de son périoste, c'est probablement à cette circonstance qu'elle a dû de pouvoir se souder dans sa position vicieuse avec le fragment supérieur, auquel elle adhère intimement.

On aperçoit encore deux autres esquilles également soudées à ce fragment; de la présence de l'esquille la plus volumineuse est résultée pour nous, au moment de l'opération, une certaine difficulté : c'est que nous eûmes d'abord quelque peine à faire glisser le couteau le long du fémur pour découper le lambeau postérieur. Le fragment inférieur est taillé obliquement, on trouve à son extrémité une portion frappée de mort, autour d'elle la vascularisation de l'os, mais encore peu avancée, témoigne d'un commencement de travail d'élimination. Ce fragment inférieur était reçu dans l'écartement des esquilles du fragment supérieur, et l'on voit combien le fémur dans cette position a perdu de sa longueur naturelle : ainsi après avoir enlevé l'appareil à extension que nous avions placé dans les premiers jours, aucune consolidation n'étant faite, étions-nous frappé de l'étendue du raccourcissement qui se reproduisit en entier. A part la soudure des esquilles dont j'ai parlé, on ne constate nulles traces de formation du cal, et le malade n'aurait pu suftire au travail qu'elle aurait nécessité. On peut remarquer aussi que l'extirpation de la cuisse était la seule opération praticable, autrement la scie aurait dû porter, d'après la conformation même du fragment supérieur, jusque sur la portion du col du fémur qui supporte la tête articulaire, si l'on eût voulu opérer dans la continuité du membre. Nous sommes donc arrivés maintenant au nombre six pour nos amputations consécutives.

Amputation. — M. Malgaigne, après avoir analysé avec soin les statistiques passées, est arrivé à ce résultat que l'amputation pour les plaies d'armes à feu réussit rarement, et qu'il y avait autant, sinon plus d'avantage à tenter la conservation des membres. Je suis en opposition avec notre honorable collègue sur ce point; je poserais plutôt pour principe, de mon côté, que l'amputation immédiate des membres doit être faite plus souvent peut-être qu'on ne la fait ordinairement, et je n'adresserai point le reproche aux chirurgiens militaires de sacrifier trop souvent, sur les champs de bataille, des parties dont il eût été possible, à la rigueur, de tenter la conservation. Dans tous les cas, messieurs, je crains moins l'excès dans un sens que dans l'autre. Dans la dernière séance, je disais déjà, qu'en entendant les chiffres de M. Malgaigne, je n'avais pu malgré moi me défendre d'un certain étonnement, et que je ne les adoptais qu'avec une certaine réserve. Dans une question aussi délicate je ne sais jusqu'à quel point il faut accepter la valeur des statistiques faites à une époque déjà éloignée, surtout de celles qui nous offrent des résultats si extrêmes dans des genres opposés. Il y a dans les relevés de cette espèce une infinité de circonstances qu'il faut apprécier, et j'essaierai tout à l'heure de les définir et de poser les bases d'une statistique faite avec tous les soins désirables. Jusqu'à quel point aussi ne faudrait-il pas tenir compte de ce que nous appelons des temps heureux en chirurgie, et tous nous pourrions en citer dans notre pratique. Voici pour ma part deux exemples frappants. Lorsque, pour la première fois, un service chirurgical me fut confié à l'hôpital Beaujon, j'arrivai à pratiquer, pour mes débuts, douze amputations de cuisse, de jambe, de bras et d'avant-bras, sans perdre un seul malade : ce n'est qu'à la seizième que le succès me fit défaut. Il y a quelque temps, dans le cours de deux années, je fis trente-six grandes amputations à l'Hôtel-Dieu également réparties entre ces deux périodes annuelles. Tout le monde sait qu'en général les opérations réussissent moins dans les hôpitaux que dans la clientèle particulière : eh bien, de ces trente-six malades, je n'en perdis que douze, résultats malheureusement trop rares, mais qui prouvent que, dans les séries d'opérations, il faut faire la part de l'influence du hasard. M. Malgaigne a beaucoup invoqué un travail qui a fait grand bruit, et dont les conclusions étaient de nature à étayer ses opinions : personne plus que moi ne vénère M. Ribes; il a laissé parmi nous des titres à la plus haute considération : mais j'ai toujours été frappé de ce qu'il y avait dans son travail d'un peu irrégulier, d'un peu indécis, si j'ose le dire. Dans un relevé statistique qu'il a fait à l'hôpital des Invalides, il n'a pas trouvé sur 4,000 blessés un seul qui eût guéri d'une fracture comminutive de la partie moyenne de la cuisse par consolidation des fragments. Un semblable résultat produisit un étonnement facile à comprendre, et paraissait devoir à jamais établir l'extrême gravité du pronostic de ces fractures. Cependant on peut répondre à M. Malgaigne que plus tard M. Ribes eut occasion de voir, dans une période de six ans, à l'infirmerie des Invalides, sept individus ayant guéri à la suite de blessures du même genre; chez l'un des malades, il y avait trente ans que l'accident était arrivé. Ne pourrait-il pas y avoir un certain nombre de cas semblables sur lesquels l'enquête n'eût pas porté, malgré tous les soins qui présidèrent à ces recherches? Il n'est pas permis de l'affirmer, mais il peut entrer dans l'esprit quelques doutes difficiles à écarter complétement.

Je n'ai pas vu un grand nombre de ces fractures dont la guérison a toujours été regardée comme un événement rare : cependant j'en puis citer un cas terminé heureusement. C'était chez un jeune homme, officier de ligne, et appartenant à une de nos grandes familles de France : il avait reçu une balle à la partie moyenne de la cuisse dans l'émeute qui eut lieu en 1834. Je tentai la conservation du membre et je l'obtins, il est vrai, après un traitement très long, avec un raccourcissement de la cuisse de plusieurs pouces, l'ankylose du genou, la soudure du fémur avec le bassin, mais enfin le malade ne fut point privé d'un membre dont il se sert assez bien pour se livrer, sans fatigue, à une vie très active. J'ai eu occasion de voir encore l'année dernière M. P. D. G., qui, retiré depuis du service militaire, a su corriger jusqu'à un certain point, par un exercice bien entendu, la difformité dont il est atteint.

D'une autre part M. Malgaigne, voulant démontrer la gravité des amputations primitives et l'alternative désespérante dans laquelle le chirurgien se trouve placé pour prendre un parti, insiste sur ce que M. Ribes dit n'avoir point vu, sur le même nombre d'individus, un seul blessé ayant résisté à l'amputation pour une fracture comminutive de la partie moyenne de la cuisse. Cela prouverait seulement que l'amputation telle qu'on doit la faire dans un cas pareil, c'est-à-dire à la partie supérieure de la cuisse, est une opération très dangereuse, et n'ajouterait guère à ce que nous a depuis longtemps appris la pratique pour les mutilations considérables. A la même époque où M. Ribes posait les bases de son mémoire, j'avais été appelé à donner des soins au gouverneur des Invalides M. Latour-Maubourg, à son retour de l'armée où il avait subi l'amputation de la cuisse à la suite d'un coup de feu qui avait fracturé la partie moyenne du fémur. M. Malgaigne cite encore les relevés de Dupuytren en 1830, il n'a eu que trois opérés guéris. Que n'a-t-il aussi mis à profit celui que j'ai publié à la même époque, et d'après lequel sur dix opérés sept ont eu la vie sauve !

Un mot encore en terminant cette discussion sur les principes avancés par M. Malgaigne. Cherchant à conclure de faits nombreux, il a réuni les chiffres des amputations primitives faites dans les hôpitaux pour de grands désordres des membres, tels que écrasement, fractures comminutives très graves, etc.; il a trouvé, pour une période de sept années, le nombre de 165 opérations pour des causes traumatiques. Je ne sais sur quelles données exactes sont basés ces relevés, mais il me semble que les difficultés inséparables d'un tel travail, le manque de détails précis, peuvent, malgré tout le talent de critique et l'esprit consciencieux de recherches que nous connaissons tous à notre savant confrère, permettre de n'adopter qu'avec réserve la valeur de ce document. Les accidents portés au point de gravité nécessaire pour exiger une amputation immédiate, ne sont pas très communs, et je crains, en présence d'un chiffre aussi élevé que celui qu'a donné M. Malgaigne, qu'on n'ait compris sans distinction dans un relevé général les amputations secondaires aussi bien que les primitives.

En résumé, je pense que les statistiques invoquées par M. Malgaigne ne peuvent pas servir de bases à des opinions aussi rigoureusement formulées que celles qu'il a émises, et être invoquées d'une manière absolue contre l'utilité, reconnue de tous les chirurgiens, des amputations immédiates.

Je voudrais, messieurs, pouvoir donner pour mon propre compte une statistique imposante qui me permît d'appuyer par des faits personnellement observés les principes que je professe et qui ont toujours dirigé ma pratique; mais je ne le puis pas, mon expérience n'a point été assez longue sur ce sujet. Mes convictions toutefois sont bien arrêtées quant à la valeur des amputations primitives, plusieurs fois je les ai exprimées dans cette communication, elles datent déjà de loin. Si, me reportant à une époque de ma vie bien éloignée, j'avais le droit d'invoquer mes souvenirs, mes premières observations au début de ma carrière chirurgicale, je pourrais citer en ma faveur les résultats qu'obtenaient nos chirurgiens militaires: il m'est resté cette impression bien vive et bien présente à ma mémoire que les suites des amputations consécutives étaient désastreuses, tandis que les succès qu'on obtenait ne portaient guère que sur les amputations primitives. Aussi, dès cette époque, je ne partageai point cette opinion qui faisait un reproche aux chirurgiens militaires de ne pas se montrer assez avares d'opérations.

En réunissant les chiffres que j'ai pu recueillir en 1830 et en 1848, j'arrive au tableau suivant.

Total 23 amputations primitives, 13 succès; 7 en 1830 sur 10 opérés, 6 en 1848 sur 11.

Total 9 amputations consécutives; 4 en 1830 : 4 morts.

5 en 1848 : 2 succès.

Maintenant je voudrais que, pour établir une statistique aussi rationnelle que possible, on eût égard aux données suivantes qui forment des éléments importants de la question.

1° D'abord il faut tenir compte des *lieux*. Grande est la différence des résultats que l'on peut obtenir après les batailles en rase campagne, et celles dont nos villes ont été à plusieurs reprises le théâtre. Il est impossible que les chirurgiens militaires, souvent placés hors de portée de toutes ressources, manquant quelquefois du nécessaire, apportent dans le traitement des blessés les mêmes précautions, les mêmes soins de toutes sortes que nous pouvons mettre en usage dans nos hôpitaux. Les influences hygiéniques et climatériques rentrent encore dans la même appréciation.

2° Il faut avoir égard aux dispositions morales des individus. Quelle différence n'avons-nous pas observée nous-mêmes dans nos résultats en 1814, par exemple, et après les combats de 1830 et de 1848? Je n'ai pas besoin d'insister sur ces considérations.

3° Il faut avoir égard à la nature des projectiles. Dans nos villes, nous n'observons généralement pas toutes les plaies par armes de guerre; rarement sont-elles produites par d'autres projectiles que des balles, par des boulets, des éclats d'obus, etc. Il est impossible que les blessures produites par des corps d'un certain volume, doués d'une vitesse et d'une force considérables, ne s'accompagnent pas d'un ébranlement général porté très loin, quelquefois mortel, et qui, même borné dans certaines limites, est pour la chirurgie une source d'indications ou une cause de revers. Nous ne voyons jamais, ou presque jamais, la stupeur, l'anéantissement, l'hébétude notés par tous les chirurgiens militaires. Toutes choses étant égales d'ailleurs, le résultat des amputations doit être bien différent.

4° Faire des catégories séparées des blessures suivant les membres atteints. Jusqu'ici on n'a donné que des chiffres bruts sans cette indication spéciale qui est de la plus haute importance. On comprend, en effet, quelles sont les différences de gravité entre les opérations pratiquées sur le membre inférieur et sur le membre supérieur. Si, d'un autre côté, le hasard voulait que les blessures portassent plutôt sur telle partie que sur telle autre, par des circonstances quelquefois appréciables, comme elles l'ont été pour nous dans ces derniers temps, on aura, jusqu'à un certain point, l'explication de ces résultats extrêmes que traduisent les statistiques, et qui ont tout lieu de nous surprendre. Les chiffres ne sauraient avoir de valeur qu'autant qu'ils sont formés d'unités semblables, et si l'on ne peut en médecine arriver à la conclusion rigoureuse, au moins faut-il éloigner autant que possible les chances si nombreuses d'erreur.

5° Il faut tenir compte d'un point important qui rentre dans la question pratique, à savoir *comment l'opération a été faite par rapport au siége de la blessure.* Quelques chirurgiens, mûs par le désir de produire des mutilations moins graves, cherchent à se tenir sur les limites du mal ; pour moi, au contraire, je n'hésite pas à m'en éloigner autant que la conformation du membre ou le siége de la blessure peuvent me le permettre. Je crois qu'il est arrivé souvent de compter des insuccès, parce qu'on avait agi à une trop petite distance des lésions traumatiques. Rien n'est plus difficile que de savoir au juste, dans une plaie par arme à feu, jusqu'où s'étendent les désordres, ceux des os surtout, et il arrive qu'on tombe, même à une certaine distance de la plaie, sur des esquilles, des fissures, un décollement du périoste, etc., circonstances qui entraînent des complications inévitables, et compromettent singulièrement le succès de l'opération. Pour moi, je pose en principe qu'il faut s'éloigner le plus possible du lieu de la blessure ; indication à laquelle on pourra satisfaire en opérant sur la continuité même du membre atteint ; mais on ne devrait pas hésiter, pour la remplir, à porter le couteau dans l'articulation supérieure, ou même dans les parties situées au-dessus.

6° On doit avoir égard à la *manière dont l'amputation a été pratiquée.* Avec une grande habitude, une expérience consommée, on peut faire plus ou moins bien, et d'ailleurs la main la mieux exercée rencontre souvent des difficultés imprévues, qu'elle ne surmonte pas toujours avec le même bonheur. Malgré la perfection et les progrès du manuel opératoire, combien facilement ne peut-on pas avoir une conicité du moignon, une saillie de l'os ? Ces remarques sont importantes à prendre en considération, surtout quand il s'agit des membres dont le squelette est composé d'un seul os, de la cuisse encore plus que de tout autre : pour peu qu'on n'ait pas conservé des parties molles suffisantes, le fémur tend à se montrer au dehors de la plaie dont il retarde indéfiniment la cicatrisation. Je vous prie, messieurs, de bien faire attention à ce que je vais dire, et de ne prêter à mes paroles que l'expression simple et vraie d'un fait : il ne m'est jamais arrivé de voir à la suite d'une amputation de cuisse pratiquée par moi, une saillie de l'os ; jamais je n'ai été obligé d'attendre la séparation d'un fragment nécrosé du fémur ; jamais je n'ai été dans le cas d'agiter la question de savoir comment je régulariserais un moignon pour en obtenir une cicatrisation plus prompte. Je ne parle pas, bien entendu, des cas où la gangrène des parties molles vient mettre à nu le squelette du membre par une large perte de substance, accident auquel il est souvent au-dessus des ressources de l'art de mettre obstacle.

7° Enfin un dernier point reste à connaître, *c'est la manière dont les plaies ont été pansées.* Il faut noter si la réunion immédiate a été faite. Ce n'est point une pratique déjà ancienne, et jusqu'à ces derniers temps, peut-être même encore maintenant, les chirurgiens ont suivi des errements différents. Larrey, par exemple, n'était point partisan de cette méthode, il ne l'appliquait jamais. Pour moi, je la tente constamment, et si elle ne réussit pas dans le plus grand nombre des cas, toujours est-il, qu'à moins d'indications spéciales, faciles à saisir, c'est à elle qu'on doit s'adresser d'abord; elle présente trop d'avantages de toutes sortes pour qu'il ne soit pas obligatoire d'y avoir recours. Je n'ai pas besoin ici de développer une semblable question, on ne saurait contester les chances favorables que retire un malade de la cicatrisation prompte d'une plaie, qui ne tendra point à l'exposer aux suites si fréquentes et si funestes, aux complications qu'entraînent après elles les longues suppurations.

Telles sont, messieurs, les considérations que nous a suggérées l'étude de nos blessés, et je remercie l'Académie de l'attention dont elle a bien voulu m'honorer.

Je termine cet exposé par un relevé général des opérations que j'ai pratiquées en 1830, et dans les mois de février et juin 1848, en mettant en regard les parties sur lesquelles elles ont porté. Il n'était pas question de nos blessés de février dans le tableau que j'ai présenté tout à l'heure, celui-ci sera donc plus complet.

En 1830, 10 amputations immédiates.

Pour fractures comminutives :

— du bras {	extirpation complète du bras,	2	1 mort.
	amputat. dans la continuité,	4	
— de l'avant-bras,	amput. dans la cont.,	1	1 mort.
— de la cuisse,	amput. dans la contin.,	1	
— de la jambe,	amput. dans la contin.,	2	1 mort.
	Total. . . .	10	3 morts.

4 amputations consécutives :

— de la cuisse,	3
Extirpation du bras,	1
	4 morts.

En 1848, février, 1 amputation primitive.

Extirpation du bras, 1, guéri.

3 amputations consécutives :

— amputation du bras, 1
— de l'avant-bras, 2

3 succès.

Juin.

11 amputations immédiates pour fractures comminutives.

Amputations du bras,	3	2 morts.
— de la jambe,	3	1 mort (il avait l'autre jambe fracturée).
— part. du pied,	1	
— de cuisse,	1	1 mort.
Désarticulat. primit. :		
— de l'épaule,	3	1 mort (opération pour lésion du plexus et de l'art. axillaire, cont. de la gan.).
— du coude,	1	1 mort.
Total. . .	11	6 morts.

6 amputations consécutives :

— du bras,	1	1 mort.
— de la cuisse,	3	2 morts.
Désarticulation de la cuisse,	1	1 aujourd'hui 26 août.
Amputation de la jambe,	1	
Total.	6	4 morts.

III. Communication de M. MALGAIGNE.

(Séance du 8 août 1848.)

Je comptais n'avoir à traiter qu'une des questions parmi toutes celles qui surgissent dans le sujet actuel mis en discussion devant l'Académie, mais la lecture que vous venez d'entendre me forcera d'aborder plusieurs autres points que celui dont je voulais seulement m'occuper. Je dirai tout d'abord que nous avons été beaucoup moins heureux que M. Baudens : nous avons perdu un plus grand nombre de nos blessés; mais je dirai aussi que nous avons expédié vers le Val-de-Grâce *un bon nombre de nos blessés en voie de guérison*, et de mon seul service il en a bien été expédié une vingtaine.

Le point sur lequel je veux surtout appeler l'attention de l'Académie est celui du traitement des fractures du fémur par projectiles de guerre.

C'est une opinion très généralement accréditée que les fractures de la cuisse par suite de blessures par armes de guerre exigent l'amputation. C'est surtout aux chirurgiens militaires qu'est dû le crédit dont jouit cette opinion.

En remontant dans les annales de notre chirurgie militaire, on trouve d'abord Ravaton, qui, ayant perdu tous ceux de ses blessés qui avaient eu le fémur fracturé, avait été conduit à proposer la désarticulation de la cuisse, *pour essayer*, disait-il, *d'arracher les blessés à une mort inévitable.* Mais Ravaton préférait l'expectation pour les autres membres; et même, pour les fractures du col de l'humérus, après avoir suivi le précepte alors adopté de désarticuler dans tous les cas, il y avait renoncé, et ne recourait à l'amputation qu'en cas d'évidente nécessité.

Larrey, moins rigoureux que Ravaton, pensait qu'on pouvait encore conserver la cuisse quand la balle a rompu le fémur par une simple fracture dans le quart ou même le tiers inférieur de l'os; il avait obtenu plusieurs guérisons; mais au centre ou à la partie supérieure, toute fracture par coup de feu rend, selon lui, l'amputation indispensable.

Ribes, dans un mémoire spécial, a confirmé la doctrine de Larrey, quant aux fractures du tiers moyen du fémur (1); il va même un peu plus loin, et quand la fracture occupe la partie supérieure du tiers inférieur, *c'est à peu près*, dit-il, *comme si elle était arrivée directement dans le milieu de l'os.* Puis, un peu plus loin, il ajoute *que les fractures des extrémités de cet os sont presque aussi graves que celles du milieu.* Plus loin encore, il range les fractures de la moitié inférieure des

(1) *Mémoires et observations d'anatomie, de physiologie, de pathologie et de chirurgie.* Paris, 1841, t. II, p. 89.

os de la jambe parmi les cas *les plus redoutables*, pour lesquels on peut bien *retarder le développement des accidents, mais non les empêcher*. Et enfin, il termine par une conclusion plus générale encore : il déclare *que souvent on peut, sans inconvénient pour la vie du blessé, chercher à conserver un membre supérieur, quelque grave que soit la blessure, mais que, dans le fracas produit aux os des membres inférieurs par les coups de feu, presque toujours le moindre retard de l'amputation peut compromettre la vie du blessé*.

Il ne faut pas se laisser prendre à ce mot de *fracas produit aux os ;* l'auteur laisse assez voir dans le cours de son mémoire que ce fracas lui paraît inséparable de la fracture ; il cite même, comme pour éclairer sa pensée, deux blessés ayant des fractures du fémur, qui, ayant été frappés de loin, lui semblaient devoir porter des fractures nettes, et qui moururent même un peu plus vite que les autres.

La doctrine de Ribes est appuyée sur son expérience personnelle ; il n'avait jamais pu guérir une seule des fractures du tiers moyen du fémur en essayant de conserver le membre ; mais il avait encore un argument plus frappant. Sur 4,000 invalides présents à l'hôtel et examinés par lui, il ne put trouver une seule fracture du fémur par coup de feu consolidée. Cela est bien grave sans doute ; mais, avec une loyauté remarquable, il ajoute qu'il n'a pas non plus trouvé sur ces 4,000 invalides un seul amputé de la cuisse pour fracture par coup de feu du fémur. Cela peut vous montrer tout le péril de ces fractures ; car sur les champs de bataille de l'empire, on a dû en compter par centaines et par milliers peut-être ; et cependant, amputés ou non, il n'en était pas parvenu un seul à l'hôtel des Invalides.

Ribes n'a pas été aussi frappé de ce second fait qu'il aurait dû l'être ; et les chirurgiens qui ont suivi sa doctrine me paraissent également n'avoir envisagé la question que d'un seul côté. Si l'on essaie de conserver une cuisse fracturée par un coup de feu, on perd la majeure partie des blessés ; cela n'est pas contesté. Est-ce à dire qu'il faille les amputer ? Mais il fallait savoir ce que l'amputation dans ces circonstances donnait de chances aux blessés, et c'est ce qui n'a jamais été recherché avec soin.

Les chirurgiens militaires ont donné à cet égard les chiffres les plus contradictoires. Boucher, le premier, dans l'Académie royale de chirurgie, avait déclaré que d'après des observations fidèles, environ les deux tiers des amputés succombent, surtout les amputés de la jambe.

Après la bataille de Fontenoy, Faure assure que le succès d'environ 300 amputations fut réduit à 30 ou 40.

Bilguer dit que dans la guerre de Sept-Ans, sur une foule d'amputés, à peine en avait-on sauvé 1 ou 2.

Voici des documents plus récents, mais bien opposés aux précédents :

Fercoq, qui n'est guère connu que par cette remarque, dit que sur 60 amputations immédiates, il n'avait eu que 2 morts, soit 1 sur 30.

Percy a été un peu moins heureux ; sur 92 amputations de jambe, de cuisse et de bras, il a eu six morts, soit 1 sur 15.

Guthrie, à la Nouvelle-Orléans, a eu 45 amputations immédiates et 7 morts, 1 sur 7; à la bataille de Toulouse, 47 amputations, 9 morts, 1 sur 5.

L'armée anglaise, à la campagne d'Espagne, 291 amputations, 24 morts, 1 sur 8.

Del Signore, à Navarin, avait retrouvé les succès de Fercoq : 31 amputations immédiates, 1 mort, 1 sur 30 !

Les chirurgiens anglais, à la bataille d'Aboukir et de Camperdown, 30 amputations immédiates, 30 succès ! ! !

Larrey, aux journées des 27 et 29 brumaire, 13 amputations immédiates, 2 morts, 1 sur 6. Larrey, rappelant tous ses souvenirs, après trente ans de guerre, estime avoir sauvé les trois quarts de ses amputés. Mais Alexandre Blandin, son aide-major, dans une thèse très remarquable, dit qu'avec des soins sagement administrés, sur 5 amputés on peut espérer en sauver 3, c'est-à-dire les trois cinquièmes.

Entre des assertions si disparates, où était la vérité ? J'ai commencé pour mon compte à douter fortement des succès si pompeusement annoncés, dans la campagne de Pologne, en 1813. Nous étions là sur un vaste champ de bataille, où de chaque côté on faisait mouvoir 80,000 hommes : j'eus donc à faire un bon nombre d'amputations, le plus souvent immédiates, et je ne puis pas dire que, pour les amputations du membre inférieur, j'aie souvenir d'avoir sauvé un seul de mes opérés. Était-ce là une chance funeste qui s'attachait à un seul chirurgien ? Non : j'ai suivi les résultats de mes collègues, et ils étaient aussi malheureux que moi.

A mon retour à Paris, je voulus donc savoir si, dans nos hôpitaux, l'habileté de nos maîtres parvenait à des résultats beaucoup meilleurs. J'ai recherché, avec le plus grand soin, avec tous les moyens de vérification possibles, tous les cas d'amputations pratiquées dans les hôpitaux de Paris durant cinq années, de 1836 à 1842 ; je laisse de côté les amputations pratiquées pour des lésions pathologiques, tumeurs blanches, caries, etc., qui sont remarquablement plus bénignes que les autres ; je ne donnerai que les résultats des grandes amputations nécessitées par des causes traumatiques.

J'ai trouvé 165 amputations traumatiques chez l'homme et 17 chez la femme. La mortalité a été de 107 chez l'homme, près des deux tiers, et de 10 chez la femme, également près des deux tiers.

Ainsi, vous voyez qu'à Paris, dans les hôpitaux le mieux appropriés possible, avec les meilleurs chirurgiens du monde, l'opinion de Boucher se vérifie : les opérations primitives en masse sont suivies d'une mortalité des deux tiers.

Comment se divisent ces amputations? Les voici pour l'homme :

Cuisses. . .	44	amputations.	34	morts.	Plus des 3/4.
Jambes. . .	67	—	42	—	Près des 2/3.
Pieds. . . .	8	—	5	—	Plus de moitié.
Épaule. . .	7	—	7		
Bras. . . .	29	—	17	—	Près des 3/5.
Avant-bras.	10	—	2	—	Le 5e.

Ainsi vous voyez que la jambe représente à peu près la moyenne de la mortalité, qui atteint son maximum pour l'amputation de la cuisse, et son minimum pour celle de l'avant-bras.

Certes, vailà des résultats bien inattendus, et qui doivent, ce me semble, jeter un doute sérieux sur les succès dont je rappelais les chiffres tout à l'heure.

En limitant davantage la question, en la bornant aux résultats de l'amputation ou de la non-amputation pour les fractures de la cuisse et de la jambe, je trouve un autre document non moins précieux.

En 1830, Dupuytren eut à traiter à l'Hôtel-Dieu, en éliminant les fractures doubles, celle du genou et de l'articulation coxo-fémorale, et enfin les morts immédiates, 13 fractures de cuisse pour lesquelles il ne pratiqua pas l'amputation ; 5 blessés ont guéri et 7 sont morts ; un autre, amputé plus tard, succomba également. Il conviendrait cependant d'éliminer de la liste des morts un blessé qui s'était refusé à l'amputation immédiate, jugée indispensable, et qui paya de sa vie les suites de son refus.

Pour fractures de jambe ou du genou, il a fait primitivement 5 amputations de cuisse : il a eu 3 morts, et secondairement 4 amputations de cuisse, 4 morts.

Pour les autres fractures de la jambe, voici le tableau des résultats de Dupuytren pour les cas où il n'a pas amputé :

13	fractures de jambe,	5 guéris,	8 morts.
2	— du tibia,	1 guéri,	1 mort.
2	— du péroné,	1 guéri,	1 mort.

Dupuytren pratiqua 2 amputations de jambe immédiates ; il eut 2 morts.

Si vous prenez en masse toutes les amputations de cuisse faites par Dupuytren, immédiates ou secondaires, vous aurez, sur 9 amputations, 7 morts. Mais je reconnais que des amputations secondaires sont encore plus graves que les autres ; la question que nous discutons est presque entièrement entre l'amputation immédiate et les essais de conservation du membre : prenez donc les amputations immédiates. Sur 5 amputations de cuisse, il y a eu 3 morts. 3 sur 5 ! Et ne vous y trompez pas, c'est une chance heureuse, c'est un beau résultat ; car si vous ajoutez les amputations de jambes, vous aurez en total 7 amputations immédiates des membres inférieurs, 5 morts.

Dans la dernière séance, vous avez entendu M. Roux vous citer ses dernières amputations. Il a fait en juin 3 amputations immédiates de la cuisse et de la jambe, et il a eu 2 morts.

Comparez maintenant les fractures que l'on a essayé de traiter sans amputation ; sur 13 fractures de cuisse, Dupuytren a sauvé 5 malades ; sur 13 fractures de jambe, 5 malades : la proportion est meilleure que pour les amputés.

C'est ainsi, messieurs, en ajoutant à ma propre expérience l'expérience des autres, que je suis arrivé à répudier la doctrine de nos chirurgiens militaires, et à tâcher de conserver les membres, lorsque l'amputation n'est pas absolument forcée. Et permettez-moi de m'abriter ici derrière une autorité bien considérable. Comme je discutais un jour cette question à la Faculté, je déclarais que si javais la cuisse fracturée d'un coup de feu, je ne me ferais pas couper le membre ; M. Marjolin ajouta :N i moi non plus. Il avait fait, lui, aussi, une dure expérience de la valeur des amputations : sur 14 amputations par lui pratiquées, en 1814, pour des coups de feu, il en avait perdu 13.

On peut donc arriver à cette conclusion générale, qu'en cherchant à conserver les membres des malheureux blessés, on ne s'expose pas à des chances de mort plus considérables qu'en les amputant.

Les événements de juin m'ont fourni une triste occasion de vérifier par moi-même l'exactitude des nouvelles opinions que je m'étais formées, et ceci me conduit à exposer devant l'Académie les résultats que j'ai obtenus à Saint-Louis dans un service où j'ai reçu une énorme quantité de blessés.

Je dirai tout de suite qu'il y a des cas de fracture pour lesquels toute discussion sur l'amputation immédiate n'est pas possible ; je reconnais avec tout le monde que dans les coups de feu qui ont ouvert les articulations coxo-fémorale ou tibio-fémorale, l'amputation est de rigueur ; pas de contestation sur ce point. En éliminant ces cas, voici le tableau de mes résultats sur les fractures pour lesquelles je me suis abstenu d'amputation :

5	fractures	de cuisse,	2 guéris,	2 morts, 1 amput. second. en grand péril.
6	—	de jambe,	2 vont très bien,	4 morts.
2	—	du tibia,	2 vont très bien.	
3	—	du péroné,	1 va très bien,	2 morts.
1	—	de l'artic. tibio-tarsienne, va très bien.		
3	—	du bras,	1 guéri,	2 morts.
5	—	de l'av.-bras,	5 guéris.	
2	—	du métacarpe,	1 va très bien,	1 mort.
27	Total.		15 guéris.	11 morts, 1 amputé second. qui va mal.

Je n'ai pratiqué qu'une seule amputation primitive, et j'ai presque honte de l'avouer, après l'énergique réprobation dont l'a frappée M. Roux, c'est une amputation du coude. Mais ce qui atténue un peu ma faute, c'est que le malade a guéri. Je ne comprends pas, je l'avoue, les motifs de proscription de M. Roux, et je trouve cette opération très chirurgicale.

Ainsi, messieurs, sur les 17 fractures de cuisse et de jambe que j'ai traitées sans amputation, j'ai obtenu 8 guérisons à peu près complètes. Dupuytren, sur 31, avait obtenu 13 guérisons. Vous voyez que mes résultats sont plus consolants que ceux que Boucher attribuait avec raison à l'amputation immédiate qui fait périr les deux tiers des amputés.

Voici les résultats obtenus par mon collègue, M. Gosselin, dans le même hôpital, sur des fractures pour lesquelles il n'a pas voulu non plus pratiquer l'amputation immédiate :

3	fractures	de cuisse,	1 donne de l'espoir,	2 morts.
3	—	de jambe,	1 incertain,	2 morts.
4	—	articul. tibio-tarsienne,	1 à peu près bien,	1 mort, 2 amput. second.
2	—	de l'épaule,	2 bien.	
2	—	du bras,	2 bien.	
3	—	du coude,	1 incertain,	2 amp. second., morts.
8	—	avant-bras,	8 bien.	

Et sont-ce là, messieurs, tous les succès que nous aurions pu obtenir? Non. Mais nous avons été placés dans des circonstances cruelles; nous avons perdu des blessés que nous n'aurions pas dû perdre : vous en serez convaincus en comparant les résultats obtenus sur les insurgés et sur les militaires.

Sur mes 17 fractures de cuisse et de jambe, j'ai compté :

5 insurgés,	4 morts,	1 guéri (ce dernier est une fracture de cuisse).
12 militaires,	4 morts,	7 vont bien, 1 amputé vivant.

Cette mortalité si considérable chez les insurgés, tient certainement à leur abattement moral qui a suivi la défaite; mais elle tient aussi, je dois le dire, au peu de précautions prises pour l'interrogatoire de ces malheureux, qui a été fait sans consulter les chefs du service chirurgical.

Au total, nos résultats généraux sont encourageants. Ils tiennent à ce que d'abord les blessés de nos insurrections sont placés dans des conditions meilleures : transport plus prompt, soins plus rapides, etc.; mais ils tiennent aussi au traitement.

Je m'abstiens, autant que possible, de débridements, d'ouvertures, d'incisions. Je n'applique que des appareils extrêmement simples qui ne nécessitent aucun mouvement des membres pour les changer. Je considère l'appareil de Scultet, même pour les fractures de cuisse, comme le fléau de la chirurgie.

De plus, messieurs, je fais manger mes malades. Aussitôt qu'ils ont faim je les alimente. Je ne les saigne qu'autant qu'il y a des indications pressantes, et je suis également fort réservé sur les autres évacuations sanguines. Mes opinions d'aujourd'hui ne sont pas à cet égard celles que j'avais à d'autres époques. Elève du Val-de-Grâce, élève de Broussais, dont j'ai eu l'honneur d'être le chef de clinique, j'ai été longtemps préoccupé et tourmenté de la pensée de l'inflammation, de la gastrite, et j'agissais en conséquence. Mais les résultats déplorables que je voyais se produire par la diète sévère, par les émissions sanguines, jetèrent le trouble dans mon esprit. Mais c'est surtout un document publié par l'administration des hôpitaux de Paris, et qui n'a pas été suffisamment médité par les chirurgiens, qui m'a paru jeter sur la question une vive lumière. C'est le tableau de la mortalité parmi les blessés reçus en 1814 dans les hôpitaux de Paris, appartenant à différentes nations, tableau à côté duquel était noté le régime auquel ces blessés avaient été soumis.

On voit figurer dans ce tableau des Français, des Prussiens, des Autrichiens et des Russes; les blessés des trois premières catégories furent soumis à un régime diététique sévère; les Russes, au contraire, furent rarement soumis à un bouillon seul, plus rarement à la diète absolue; les moins gravement blessés avaient la portion, d'autres la demi-portion; et savez-vous de quoi se composait cette demi-portion? le voici;

1 demi-kilogramme de pain,
240 grammes de viande,
120 grammes de riz ou légumes:
1 demi-litre de vin;
1 décilitre d'eau-de-vie. (Mouvement prolongé.)

Cela vous étonne, messieurs; eh bien, les chiffres de la mortalité vous étonneront plus encore. Elle fut, cette mortalité:

Pour les soldats	français, de	1 sur 7
—	prussiens,	1 sur 9
—	autrichiens,	1 sur 11
—	russes,	1 sur 27

Cette différence énorme est-elle assez éloquente? Elle a suffi, quant à moi, pour me faire modifier complétement ma pratique à l'égard du régime, et vous voyez que je ne m'en trouve pas trop mal. Il est bien entendu, cependant, que je ne donne pas d'eau-de-vie à mes blessés, mais je les alimente autant que leur estomac le demande; après la fièvre des premiers jours, je commence même à leur donner du vin, et les résultats m'ont prouvé que j'étais dans la bonne voie.

J'aurais encore plusieurs autres considérations à vous présenter; mais l'heure est trop avancée, et je me réserve de reprendre la parole dans le courant de cette discussion.

IV. Communication de M. AMUSSAT.

(Séance du 17 août 1848.)

Une des plus importantes questions relatives aux blessures, est celle des hémorrhagies traumatiques.

Déjà, en 1835, j'ai lu à l'Académie un mémoire sur ce sujet. Depuis cette époque, j'ai continué mes recherches expérimentales sur les blessures des vaisseaux sanguins, et j'ai présenté à l'Institut un travail très étendu pour lequel j'ai obtenu un prix Montyon.

Mais comme ce travail est encore inédit, et par conséquent inconnu du plus grand nombre des membres de l'Académie, j'ai pensé que je devais tout d'abord, à l'occasion de cette discussion, faire connaître la suite et le développement du mémoire que j'ai lu à l'Académie en 1835, et qui a été inséré dans les *Mémoires de l'Académie*.

Dans ce mémoire, j'avais surtout insisté sur un fait nouveau, résultant de mes expériences sur les animaux vivants, je veux parler de la tumeur sanguine qui se forme sous la peau à la suite d'une blessure artérielle, et qui présente à son centre une ouverture ou cratère pouvant servir de guide au chirurgien pour arriver sur le point de la blessure du vaisseau.

Un dessin que je mets sous les yeux de l'Académie représente parfaitement cette tumeur sanguine.

Aujourd'hui je m'étendrai particulièrement sur un autre fait qui a encore une plus grande importance pour la pratique, parce qu'il se rencontre très souvent ; ce fait est relatif aux caillots spontanés qui se forment à l'extrémité des artères complétement divisées.

Lorsqu'une artère coupée transversalement dans une grande plaie cesse spontanément de donner du sang, on attribue généralement ce phénomène au spasme, à l'éréthisme, à la contraction, enfin au resserrement de l'extrémité divisée du vaisseau. Ces idées, qui nous ont été transmises par les anciens, ont été adoptées sans preuves par les modernes, même depuis la doctrine de J.-L. Petit sur le caillot qui se forme après la compression ou la ligature des vaisseaux sanguins.

Comme conséquence de cette erreur qui s'est perpétuée jusqu'à présent, on dit qu'il faut aller à la recherche des artères divisées, comme si on devait les trouver béantes ou apercevoir une lumière ; mais j'ai démontré que les artères après leur division sont bouchées par un caillot, c'est-à-dire par une petite masse de sang coagulé, solidement fixée et soudée à l'extrémité du tube artériel divisé.

Lorsqu'on examine un caillot spontané, obturateur d'une artère complétement coupée en travers, on observe qu'il est terminé par un mamelon ou espèce de bourgeon, soit en boule directe, soit en forme de crosse ; de couleur rose, rouge ou brune, et qui paraît être de la fibrine coagulée pendant la vie. Ce mamelon, bien organisé, n'est revêtu d'aucune membrane ; le toucher peut aider à le reconnaître au milieu des tissus de la même couleur. C'est un fait caractéristique, les battements de l'artère peuvent aussi le faire distinguer. En deçà de ce mamelon, on remarque que le sang coagulé est plus foncé en couleur, ce second coagulum est enveloppé par le feuillet externe de la membrane celluleuse de l'artère ou quatrième membrane.

Ce caillot, coupé perpendiculairement en travers à différentes distances dans les trois quarts de son épaisseur, présente à son centre une cavité dont l'étendue est en raison directe de la durée de l'hémorrhagie.

Cette cavité conique au centre du caillot est revêtue d'une espèce de pellicule qui indique le passage ou le frottement du sang.

Lorsqu'on fend avec soin l'artère et le caillot dans le sens de leur longueur, en évitant de faire une fausse route, on constate qu'il existe dans l'artère un caillot intérieur qui ne remplit pas le calibre du vaisseau, et qui ne tient que par une de ses extrémités au caillot obturateur.

Si on examine de dehors en dedans les couches de sang qui forment le coagulum de l'extrémité de l'artère, on trouve qu'il en existe deux; la première suit l'épaisseur des parois de l'artère, en s'épanouissant pour former le bourgeon ou l'extrémité mamelonnée du caillot. La seconde couche de sang, qui est plus foncée en couleur, se trouve en dehors de la première, elle appartient à la membrane celluleuse externe ou à la quatrième membrane, et non pas à la gaîne comme on pourrait le croire. Lorsque le caillot est très gros, on voit alors une masse sanguine qui se prolonge sur l'artère, et, dans ce cas, on doit commencer par dégager le vaisseau de cette portion extérieure du caillot, ce qui permet de constater deux autres couches de sang, une en dehors de l'artère, placée entre la gaîne et la lame externe de la celluleuse; l'autre, qui fait corps avec l'artère, et qui est interposée entre les lamelles de la celluleuse externe, à laquelle elle donne une couleur bleue très remarquable quand on examine les caillots sur des bœufs, immédiatement après la mort. On peut poursuivre assez loin cette dissection, et fendre la celluleuse pour s'assurer que cette quatrième membrane appartient bien à l'artère, puisque d'un côté elle enveloppe le caillot, et que de l'autre elle tient à l'artère; là il n'y a point de sang épanché.

En résumé, le caillot spontané qui se forme à l'extrémité cardiaque des artères coupées dans une amputation ou dans toute autre circonstance lorsqu'il existe une large blessure, n'est pas simplement un bouchon, c'est une espèce de capuchon ou cône creux, soudé et identifié avec le rebord ou le pourtour de l'ouverture artérielle, et non par un bouchon ou caillot conique comme celui des artères divisées qui ont été liées ou tordues, ou soumises à la compression, et qui se trouve représenté dans le mémoire de J.-L. Petit.

Cette description des caillots spontanés est conforme aux pièces anatomiques (artères carotides de bœufs divisées pendant la nuit), et aux dessins que j'ai l'honneur de présenter à l'Académie.

Les caillots spontanés qui se forment dans les artères arrachées ne sont qu'une exagération de ce qui se passe dans les artères divisées, c'est le même phénomène en grand, et toujours parce que la membrane celluleuse a été allongée. L'artère a été tirée comme un tube de verre à la lampe de l'émailleur.

Les caillots dont on a cherché à *favoriser* la formation par la compression ou par tout autre moyen, sont toujours plus marqués et plus forts que les caillots spontanés, parce qu'il y a eu un obstacle plus grand, le sang a été refoulé vers la gaîne et il s'y est infiltré.

J'ai déjà indiqué le caillot spontané qui se forme à l'extrémité des artères divisées, dans un travail publié en 1835, dans les *Mémoires de l'Académie*, et tout récemment, M. Vincent, mon élève, l'a décrit dans sa thèse sur les effets immédiats des blessures des vaisseaux sanguins (août 1848).

D'après ce que je viens de dire, on voit que lorsqu'une artère petite, moyenne ou grosse, a été divisée transversalement, il se forme toujours un caillot, un bouchon obturateur qui se soude solidement à l'extrémité du vaisseau, et constitue un obstacle physique qui s'oppose aux efforts du cœur; il ne faut donc pas invoquer seulement une cause vitale comme on l'avait supposé, c'est-à-dire le redressement, la contraction de l'extrémité du vaisseau ou ce qu'on appelle le spasme.

Les caillots spontanés retardent-ils la mort? Oui, certainement, mais ils ne l'empêchent pas toujours même lorsqu'une seule grosse artère a été divisée ; il est évident que cette obturation graduelle et spontanée des artères modère l'hémorrhagie et empêche l'écoulement total du sang.

Ce fait de la formation spontanée des caillots dans les vaisseaux divisés, n'est qu'une faible addition à la doctrine de J.-L. Petit, sur les caillots qui se forment *à la suite de la compression exercée sur les artères divisées;* mais ce fait prouve, contrairement à l'opinion de J.-L. Petit lui-même, de Jones, de Béclard, et de tous ceux qui ont écrit depuis sur le même sujet, que les efforts de la nature ont plus d'efficacité qu'on ne leur en avait accordé ; c'est surtout au point de vue chirurgical que ce fait de la formation spontanée des caillots a une grande importance, et qu'il trouve de nombreuses applications dans la pratique.

J'ai déjà indiqué, dans le cours de ce travail, qu'il existe dans les artères une quatrième membrane; cette membrane, la plus externe de toutes, est utile à connaître, puisqu'elle joue le rôle le plus important dans la formation des caillots spontanés et provoqués.

Cette membrane, décrite anatomiquement par Béclard, qui n'a pas signalé son rôle important, est indépendante de la gaîne, elle appartient en propre à l'artère qu'elle accompagne toujours. Pour la démontrer, il suffit de rebrousser en arrière la membrane celluleuse, alors on l'aperçoit très distinctement; sur les artères carotides d'un mouton qui vient d'être sacrifié, il est très facile de l'isoler des autres membranes.

Les préparations que je présente, et qui ont été faites sur des artères crurales d'homme, et sur des artères carotides de bœufs, démontrent parfaitement tout ce que je viens d'indiquer relativement à cette quatrième membrane.

J'arrive maintenant aux premiers secours que l'on doit donner aux blessés, dans le cas d'hémorrhagies traumatiques.

Cette partie de la chirurgie est incontestablement d'une importance extrême ; elle mérite une attention toute spéciale, et cependant elle a été beaucoup trop négligée ; elle n'a pas été traitée d'une manière spéciale dans les livres concernant les blessures; cela doit d'autant plus étonner que le sort des blessés dépend souvent des premiers secours qu'on leur donne.

Jusqu'à présent, je n'ai rien lu de précis dans les auteurs sur la marche à suivre dans ces circonstances. On ne trouve que des idées vagues et des généralités, d'où il résulte que l'éducation chirurgicale doit être nécessairement incomplète sous ce rapport.

Sans doute les chirurgiens militaires méritent la reconnaissance éternelle du pays pour les services qu'ils ont rendus à ses généreux défenseurs; il était difficile de rien faire de mieux que ce qu'ont fait pour ainsi dire de nos jours, les Percy, les Larrey, et tant d'autres illustres chirurgiens. Mais leurs écrits, si riches d'ailleurs en observations de tous genres, et en préceptes judicieux déduits d'une pratique aussi étendue, laissent beaucoup à désirer sous le rapport des premiers secours à donner aux blessés, surtout à ceux dont les jours sont compromis par une hémorrhagie.

Je suis convaincu que beaucoup de blessés meurent d'hémorrhagies traumatiques, faute de soins, au lieu même où ils ont reçu leurs blessures, ou pendant le transport d'un point sur un autre, enfin, il y en a peu qui résistent et qui arrivent à leur destination, ou bien ils arrivent exténués, épuisés dans les ambulances ou dans les hôpitaux.

Dorénavant, il ne faut pas qu'il puisse en être ainsi, il ne faut pas qu'un blessé puisse mourir d'hémorrhagie au milieu de ses camarades faute de secours suffisants. Pour cela, il importe d'organiser des secours bien entendus, et de tracer la marche à suivre dans ces circonstances.

Il faut aussi chercher à rectifier les idées populaires sur les blessures. Ainsi, le brave serviteur et compagnon d'armes d'un de mes blessés de juin, aurait eu le courage d'arrêter une hémorrhagie grave s'il n'avait pas été convaincu qu'elle était utile, et il aurait fait la compression du membre avec son mouchoir.

D'après ce fait et beaucoup d'autres, on voit qu'il serait

fort utile qu'on s'occupât de populariser les premiers secours par tous les moyens possibles, et puisque dans les colléges et dans certains autres établissements publics, on fait des cours élémentaires d'anatomie, de physiologie et d'hygiène, pourquoi, à l'occasion de la description des vaisseaux sanguins, et surtout à l'occasion de la circulation, n'ajouterait-on pas des notions claires et précises sur la cause des hémorrhagies et sur les moyens de les arrêter, sinon définitivement, au moins provisoirement?

Dans les cours d'hygiène populaire qui existent, mais dont le nombre est beaucoup trop restreint, le professeur pourrait aussi faire connaître ces mêmes moyens.

Pour que les chirurgiens soient en mesure de secourir convenablement les blessés dans les cas d'hémorrhagies, il faut d'abord connaître les ressources de la nature et celles de l'art, et il ne suffit pas d'avoir des connaissances exactes en anatomie, il faut encore avoir fait des expériences sur les animaux vivants, car le sang-froid et le courage nécessaires s'acquièrent mieux par ce moyen que par tous les autres. J'ajouterai qu'il est facile de faire des expériences dans tous les lieux où l'on se trouve, car même dans les camps on sacrifie des animaux, des moutons, par exemple, sur lesquels on peut expérimenter, et constater les meilleurs moyens à employer pour faire cesser une hémorrhagie.

Enfin, pour maîtriser cet accident le plus grave et le plus redoutable, il faut s'être habitué à vaincre l'émotion douloureuse qu'on éprouve en présence d'un danger imminent, afin de pouvoir remplir courageusement son devoir.

Du reste, j'ai beaucoup insisté dans tout ce que j'ai publié sur la nécessité de faire des expériences, et lorsque dans le Congrès médical de 1845 il a été question de l'enseignement, j'ai fait une proposition tendant à rendre ce moyen d'instruction pratique obligatoire, au même titre que les opérations sur le cadavre; cette proposition, qui n'a pas été développée autant que je l'aurais désiré, renferme, à mon avis, le complément indispensable des études auxquelles doivent être astreints tous les médecins, car on ne doit pas admettre que la chirurgie puisse être séparée de la médecine, tout homme de l'art devant être capable de secourir un blessé et d'arrêter une hémorrhagie, de donner enfin tous les secours nécessaires.

Lorsqu'une hémorrhagie survient dans une plaie par arme à feu, ce qui est assez fréquent, quoi qu'en aient dit la plupart des auteurs, les secours sont le plus souvent illusoires; on se contente, et encore cela n'a pas toujours lieu, d'appliquer une bande ou un mouchoir. Mais l'hémorrhagie persiste, et lorsqu'un caillot se forme dans les vaisseaux, la perte de sang a déjà été très considérable. L'anémie est quelquefois si grande qu'on a beaucoup de peine à sauver les blessés.

Le meilleur moyen d'arrêter promptement une hémorrhagie consiste à placer ses doigts dans la plaie, mais il faudrait avoir exercé d'avance les élèves, les infirmiers, et toutes les personnes qui peuvent se trouver un jour dans le cas de secourir des blessés, pour que ce moyen ait toute l'efficacité que nous lui accordons.

Mais il faut le dire, actuellement on n'arrive guère auprès d'un blessé au moment où il vient d'être atteint, et beaucoup de temps a déjà été perdu lorsqu'on arrive auprès de lui.

Les observations suivantes, choisies parmi beaucoup d'autres, viennent malheureusement à l'appui de cette proposition.

PREMIÈRE OBSERVATION. — *Fracture comminutive du fémur gauche, à la partie moyenne, par un coup de feu; hémorrhagie abondante; irrigations; extraction d'une balle et de plusieurs esquilles.*

Le 24 février 1848, notre brave confrère, le docteur Lesserré, capitaine de la garde nationale, voulant arrêter le combat si acharné qui avait lieu place du Palais-National, reçut presque à bout portant une balle qui lui traversa la cuisse gauche, et fracassa le fémur. L'hémorrhagie fut abondante par suite de la lésion des gros vaisseaux. Heureusement que très près de l'endroit où était tombé M. Lesserré, l'eau d'une fontaine inondait le sol, et qu'il put s'en servir pour éviter la syncope en s'en jetant à la figure. Enfin, M. Lesserré eut la présence d'esprit de bourrer avec ses doigts et avec ses vêtements les plaies d'entrée et de sortie du projectile par lesquelles le sang s'écoulait abondamment.

Après être resté quelque temps, peut-être vingt minutes ou une demi-heure étendu à la place où il était tombé, on vint enfin à son secours. Deux hommes voulurent d'abord le prendre, l'un par la poitrine, l'autre par les jambes, ainsi que cela se fait habituellement pour les blessés; mais comme le moindre mouvement déterminait des douleurs intolérables, notre confrère eut l'heureuse idée de se faire attacher ensemble, au moyen de deux mouchoirs, les cuisses et les pieds; de cette manière, le membre sain servait d'attelle au membre malade, ce qui diminuait le retentissement des secousses inévitables du transport. On le plaça ensuite sur trois fusils et on le porta au Palais-National, puis à son domicile. C'est alors que je fus appelé.

M. Lesserré avait été déshabillé et placé dans son lit.

Je constatai que la cuisse gauche était, un peu au-dessus de sa partie moyenne, le siége de deux plaies, l'une d'entrée du projectile, située en dedans, l'autre de sortie de la balle vers le côté opposé, c'est-à-dire en dehors. La première était assez grande, mais nette et peu frangée; la deuxième était sinon plus grande, du moins plus inégale, plus enfoncée. Une esquille placée dans l'ouverture interne avait été extraite avec les doigts par le blessé, qui l'avait tenue dans sa main jusqu'à son arrivée chez lui. Le fémur avait été fracturé. La cuisse était énormément gonflée, déformée, raccourcie et déprimée profondément au-dessus de sa partie moyenne. Des caillots sanguins remplissaient les plaies et la cuisse.

Dans cette grave occurrence, il y avait deux partis à prendre; amputer le membre immédiatement, c'est ce que voulait le blessé, ou essayer de le conserver malgré les dégâts horribles dont il était le siége. Ce fut ce dernier parti que j'adoptai après beaucoup de réflexions.

Je commençai par faire un pansement provisoire, en plaçant le membre sur un plan résistant et je recommandai de faire constamment avec une éponge des irrigations d'eau tiède, moyen qui me paraît être de la plus grande utilité dans toutes les fractures comminutives des membres et dans toutes les plaies graves.

Je ne décrirai pas toutes les complications et les accidents qui sont survenus. (Érysipèle phlegmoneux, sphacèle du tissu cellulaire, etc.). Je dirai seulement qu'il a été nécessaire de pratiquer des débridements, d'extraire une portion de la balle qui était restée dans les environs de la blessure, ainsi que plusieurs esquilles, de placer un séton pour faire communiquer ensemble deux plaies faites à la jambe à la suite d'abcès. Enfin, après avoir été deux ou trois fois dans la nécessité d'agiter avec plusieurs confrères, MM. Lallemand, Blandin, Lucien Boyer, Lepine, Menestrel, etc., la question de l'amputation à cause des accidents qui étaient survenus, nous pouvons dire aujourd'hui que notre brave confrère est dans l'état le plus satisfaisant et hors de danger. Le membre gauche est solide; le cal est difforme; il y a un raccourcissement notable de la cuisse qui est encore gonflée et œdématiée, ainsi que la jambe. M. Lesserré se lève et se promène dans un fauteuil mécanique, et nous avons la satisfaction d'annoncer que bientôt il pourra reprendre ses occupations.

DEUXIÈME OBSERVATION. — *Fracture comminutive du fémur droit à sa partie inférieure par un coup de feu; rupture complète de l'artère et de la veine poplitées; division complète du nerf poplité externe et division incomplète du nerf poplité interne; gangrène du pied; amputation de la cuisse, soixante-quatre heures après la blessure; torsion des artères. Mort dix-sept jours après.*

M. P..., âgé de trente et un ans, d'une constitution robuste, garde national de la 2e légion de Paris, reçut le 23 juin 1848, à l'attaque de l'une des barricades du faubourg Saint-Martin, une balle dans le genou droit. Son portier, garde national, qui était à côté de lui, le soutint au moment où il était sur le point de tomber, et il put ainsi marcher encore l'espace de vingt pas environ et monter à un premier étage dans une maison du faubourg Saint-Martin. Il perdait beaucoup de sang. Une demi-heure après la blessure, un chirurgien arriva, mit son doigt dans la plaie antérieure, constata la fracture, et il n'appliqua aucun appareil. Déjà le blessé était très affaibli et il vomissait abondamment. L'hémorrhagie continuait, et celui qui l'accompagnait n'avait rien fait pour l'arrêter, parce qu'il croyait qu'il était utile que le blessé perdît du sang. Cependant, après avoir ôté le pantalon et les bottes pendant qu'il était couché sur son lit, on entoura la plaie avec des compresses. Enfin, M. P... fut placé sur un brancard et transporté chez lui. M. Blandin, qui fut appelé aussitôt, jugea que l'amputation était inévitable. Lorsque je vis le blessé quelques instants après, je constatai une fracture comminutive de la partie inférieure du fémur. La balle entrée au-dessus de la rotule, presque sur la ligne médiane, était ressortie à la partie interne du creux poplité, après avoir traversé toute l'épaisseur du membre. Il y avait peu de différence pour la forme et l'étendue entre l'ouverture d'entrée et celle de sortie du projectile. La jambe et le pied étaient complétement insensibles; on ne sentait pas les battements de l'artère tibiale postérieure ni ceux de la pédieuse. Le malade était dans un état de faiblesse extrême, pâle et sous l'imminence de syncopes au moindre mouvement. L'articulation du genou était gonflée et sans aucun doute remplie de sang.

Bien que nous fûmes, ainsi que toutes les personnes présentes, d'accord avec MM. Blandin, Hardy et Richelot, médecin du malade, sur la nécessité de recourir à l'amputation de la cuisse, nous ne pensâmes pas devoir la pratiquer à l'instant même, à cause de l'état de stupeur dans lequel se trouvait le blessé et de sa faiblesse extrême. Nous préférâmes laisser à la réaction le temps de s'établir et essayer de remonter les forces du blessé par quelques toniques administrés avec toute la prudence possible. Nous conseillâmes des irrigations d'eau tiède sur le membre.

Le 26 juin, soixante-quatre heures après la blessure, nous voyons, avec MM. Richelot, Lallemand, Fouillioy, Jules Cloquet, Lucien Boyer, Hardy, Delcroix, etc., la nécessité, de recourir sans retard à l'amputation, car la gangrène s'est emparée du pied qui offre une couleur bleuâtre, livide, s'étendant déjà à la partie inférieure de la jambe. Je ne m'étendrai pas sur la description de l'opération, qui fut pratiquée pendant l'anesthésie produite par l'éthérisation faite par M. Blatin; je dirai seulement que toutes les précautions avaient été prises pour empêcher l'hémorrhagie, et que, en effet, l'écoulement du sang fut presque insignifiant. Je fis la torsion de l'artère crurale et d'une autre petite artère.

L'examen du membre, fait immédiatement après l'amputation, nous a démontré que le fémur était fracturé en esquilles à sa partie inférieure, ses condyles étaient fracturés perpendiculairement, ce qui avait permis au sang de pénétrer dans l'articulation du genou, dont la capsule n'avait pas été ouverte par la balle. Cette articulation, ainsi que tout le creux poplité, étaient remplis de sang coagulé, au milieu duquel on voyait des esquilles osseuses de différentes dimensions, ainsi que les extrémités des artères et veines poplitées qui avaient été entièrement divisées. Ces vaisseaux étaient obstrués par des caillots rouges et bruns assez volumineux.

Le nerf poplité externe était entièrement divisé; le nerf poplité interne avait seulement été divisé dans une petite partie de son épaisseur.

Je présente à l'Académie une planche qui représente exactement ces différentes lésions pathologiques, et surtout un caillot spontané à l'extrémité d'une artère aussi volumineuse que la poplitée.

Les suites de l'opération n'ont pas été ce que nous espérions d'après l'état de la constitution de notre blessé. D'abord la pourriture d'hôpital a envahi la plaie, puis des escarres gangréneuses se sont formées à la fesse; nous étions cependant parvenus à maîtriser ces accidents, et tout nous faisait espérer la guérison, lorsque, dix-sept jours après l'amputation, des phénomènes nerveux sont survenus, et notre blessé est mort à la suite d'une syncope.

A l'autopsie, nous n'avons trouvé aucune lésion capable d'expliquer la mort. Les poumons étaient très engoués vers leur partie postérieure; le foie était volumineux, mais il ne contenait aucun foyer purulent. Le cerveau n'a pas été examiné; l'artère crurale, qui avait été tordue, était oblitérée par un caillot dur, et adhérent aux membranes artérielles.

Réflexions. — Ce fait pourrait donner lieu à plusieurs remarques importantes; je me bornerai aujourd'hui à signaler l'hémorrhagie abondante qui a eu lieu au moment de la blessure, comme l'accident le plus grave, celui qui a été probablement la cause de la mort du blessé par l'affaiblissement qu'il a déterminé, et par les désordres nerveux qu'il a entraînés consécutivement.

Ce fait prouve donc l'importance des premiers secours à donner aux blessés atteints d'hémorrhagie, car il est probable que si la perte de sang eût été moins considérable chez notre blessé, il lui serait resté assez de vitalité pour résister aux suites de l'amputation.

Les caillots qui se sont formés spontanément dans les vaisseaux, confirment les idées que j'ai émises, et sanctionnent mes expériences sur les animaux vivants.

Enfin ce fait prouve, avec tant d'autres, que la torsion des artères est un moyen hémostatique sur lequel on peut compter avec autant d'assurance au moins que sur la ligature, et l'on peut constater sur l'artère crurale tordue, que, dix-sept jours après son oblitération, le caillot est très solide, et qu'il adhère aux membranes artérielles.

J'ai fait dessiner l'artère et le caillot que j'ai l'honneur de mettre sous les yeux de l'Académie.

TROISIÈME OBSERVATION. — *Fracture comminutive de l'humérus par un coup de feu; hémorrhagie. Amputation du bras près de l'articulation de l'épaule.*

Un jeune homme de petite taille, nommé Mallet, âgé de dix-huit ans, pris au milieu des insurgés, était conduit, dans la nuit du 26 au 27 juin 1848, avec d'autres prisonniers du Carrousel, sur un autre point, lorsque ceux-ci, s'apercevant que la garde qui les accompagnait était peu nombreuse, tentèrent de s'échapper. Il était onze heures du soir. Une fusillade eut lieu partant de tous les côtés de la place : Mallet reçut alors, à bout portant, une balle qui lui fracassa le bras. Malgré sa blessure et la perte de sang considérable qui survint, il put encore marcher et entrer chez un concierge du quartier, d'où il fut conduit à l'ambulance de l'état-major au Palais-National.

Lorsque je le vis, le 27 au matin, je constatai une fracture comminutive de l'humérus à sa partie moyenne, et un délabrement considérable des chairs.

Le seul parti à prendre était l'amputation, et je procédai aussitôt à cette opération avec l'assistance de MM. Lucien Boyer, Lépine, Ménestrel, Bousquet, Remondet, Cazenave, etc.

Après avoir soumis le blessé à l'inhalation du chloroforme, comme la plaie était oblique en bas, je fis, par la méthode ovalaire, la section des chairs, et, après les avoir fait relever autant que possible, je fis la section de l'os, à une courte distance du col de l'humérus. Je procédai ensuite à la torsion de l'artère humérale en la soutenant simplement avec les doigts. Je fis aussi la torsion d'une autre petite artère. Enfin on fit la suture de la plaie ainsi que le pansement.

Le soir, le blessé est dans un état satisfaisant.

Le lendemain et le surlendemain, il ne survient aucun phénomène particulier. Notre opéré est conduit de l'ambulance du Palais-National à l'hôpital de la Charité, où nous avons appris qu'il n'était survenu aucun accident de nature à compromettre le succès de l'opération.

Au bout de quelques jours, on l'a fait sortir de la Charité, et nous ne savons ce qu'il est devenu.

Parmi les blessés que j'ai été appelé à soigner en février et en juin 1848, j'en ai cité trois seulement qui prouvent que la nature a assez de puissance pour arrêter une hémorrhagie de l'artère brachiale et même de la crurale, et qu'elle y procède par les mêmes moyens que sur les animaux vivants.

Le premier fait, celui de M. Lesserré, prouve que les fractures de la partie moyenne de la cuisse par un coup de feu, ne sont pas toujours mortelles lorsqu'on ne fait pas l'amputation. L'heureux résultat que j'ai obtenu dans ce cas je l'attribue à ce que j'ai placé le membre dans des gouttières de fer blanc qui ont permis de faire des irrigations, et de soigner les plaies sans remuer le membre. Comme on le voit, ce fait vient à l'appui des idées émises par notre collègue M. Malgaigne, dans la précédente séance de l'Académie, sur l'utilité de ne pas remuer souvent les membres fracassés pour des pansements difficiles à appliquer et à renouveler.

D'après les trois observations qui précèdent, il est évident que dans les premiers secours à donner aux blessés, pour des hémorrhagies traumatiques, tous les efforts de l'art doivent seconder les tendances de la nature, c'est-à-dire la formation d'un caillot à l'extrémité de l'artère divisée.

Or, dès qu'on arrive auprès d'un blessé qui perd du sang en abondance, sans autre examen que le point d'où part le sang, il faut se hâter de boucher la blessure avec les doigts, ou avec un tampon de charpie ou de linge que l'on maintient avec soin.

Alors on doit agrandir l'ouverture des vêtements pour mieux apprécier la gravité de la blessure et reconnaître ses complications. Il faut aussi comprimer soi-même ou faire comprimer par un aide intelligent, l'artère et la veine, en plaçant soit les doigts, soit un garrot ou un tourniquet, et ranimer le blessé pour le disposer à être transporté dans un lieu convenable.

Avec le doigt introduit dans la plaie, on apprécie avec intelligence le degré de compression nécessaire pour arrêter l'hémorrhagie, et on bouche directement le trou et même l'orifice de l'artère que l'on trouve par sa direction ou mieux par le jet du sang.

On doit ensuite favoriser la consolidation du caillot par la compression directe de l'artère avec un tourniquet, et faire des irrigations continues d'eau douce sur le membre blessé, enfin empêcher le malade de se livrer au moindre effort capable de contribuer à l'expulsion du caillot. Mais il est certains genres de blessures qui nécessitent la ligature ou la torsion de l'artère atteinte.

En résumé, il faut que tous les médecins soient en mesure de secourir un blessé, c'est-à-dire qu'ils aient fait des études capables de les mettre à même d'atteindre ce résultat dès que l'occasion se présente.

1° Il faut éviter de temporiser, agir avec sang-froid et surtout prendre vite son parti dans toutes les circonstances graves.

2° Éviter de se fier à des moyens insignifiants, c'est-à-dire aux eaux anti-hémorrhagiques, aux poudres astringentes, aux styptiques, etc.

Les garrots même et les tourniquets peuvent être insuffisants pour arrêter une hémorrhagie, soit parce qu'ils n'ont pas été assez serrés, soit parce qu'ils ont pu se déplacer; il est donc important que la plaie et la blessure de l'artère soient obturées avec les doigts ou avec tout autre moyen.

3° Éviter les secousses qui résulteraient d'un mauvais mode de transport des blessés et empêcher ceux-ci de se livrer à aucun effort capable d'activer la circulation.

4° Enfin éviter de perdre de vue le blessé pendant tout le temps que l'on redoute l'hémorrhagie, et introduire un ou plusieurs doigts dans la plaie pour boucher l'orifice du vaisseau directement ou indirectement.

J'ai déjà parlé de l'importance des irrigations continues d'eau tiède; je propose de les substituer aux cataplasmes et aux autres moyens de pansements ordinaires dans toutes les plaies graves par armes à feu ou autrement; même après le débridement et l'amputation, si ces opérations sont indispensables, je ne connais pas de meilleur moyen pour éviter les accidents consécutifs qui surviennent quelquefois. Il a non seulement pour effet d'empêcher l'inflammation et de la modérer quand elle existe, mais surtout de nettoyer la plaie et d'empêcher l'absorption du pus. Je pense que si les irrigations ne sont pas employées plus généralement, cela tient d'une part à la difficulté d'établir partout un appareil convenable. — Mais avec une éponge, il est facile de suppléer provisoirement à tous les appareils qui ont été imaginés ; — et, d'autre part, à ce qu'on n'est pas d'accord sur la température de l'eau qu'on emploie. Depuis longtemps j'ai renoncé à l'eau glacée et même froide. L'eau doit être agréable au malade, elle ne doit lui faire éprouver ni sensation du froid ni celle de la chaleur. Je suis tellement convaincu des avantages des irrigations d'eau légèrement tiède sur les autres moyens que je les préfère à tous les pansements, même dans les amputations, et que je voudrais qu'on substituât ce moyen aux cataplasmes dont on abuse à notre époque comme on abusait autrefois des onguents ; enfin, je crois avoir, par les irrigations, conservé plusieurs fois des membres qu'il aurait fallu amputer, et, comme exemple, je citerai encore notre confrère Lesserré.

—

V. Communication de M. BLANDIN.

(Séance du 22 août 1848.)

Lorsqu'on songe aux circonstances nombreuses et variées dans lesquelles, depuis plus de cinquante ans, il a été donné aux chirurgiens d'observer les plaies d'*armes à feu*, on est justement étonné que cette partie de notre art ne soit pas plus avancée qu'elle ne l'est en réalité ; rien cependant n'est plus exact; un grand nombre des questions qui se rattachent à cet intéressant sujet sont réellement encore indécises, la science n'est point fixée à leur égard; une seule chose est adoptée sans contestation aujourd'hui, savoir : la *gravité extrême* de ces sortes de blessures, gravité que du reste la statistique peut bien établir d'une manière générale, mais dont on se ferait une bien fausse idée, si l'on s'en rapportait exclusivement aux résultats obtenus dans certains hôpitaux en particulier; en effet, quelques uns de ces établissements, placés au centre même de quartiers remplis d'insurgés, ont été promptement encombrés de blessés de toutes sortes, et ont dû évacuer sur d'autres maisons plus éloignées du combat les hommes le plus légèrement affectés, et retenir ceux qui avaient été atteints de coups de feu très graves et souvent mortels; ainsi, l'Hôtel-Dieu, par exemple, a évacué sur le Val-de-Grâce et sur la Charité, à la fin de l'insurrection, tous ceux de ses blessés pour lesquels le transport ne pouvait être regardé comme un grave inconvénient.

En présence de l'imperfection de l'art sous le rapport des plaies par armes à feu, que nous signalions en commençant, on comprend que l'Académie ait ouvert la discussion actuelle; il importe, en effet, de savoir si la science a pu tirer un certain parti des observations qui ont dû être faites sur les malheureuses victimes de la fatale collision des journées de juin 1848.

Il est clair, du reste, qu'il ne s'agit pas ici de faire une leçon sur les coups de feu, mais seulement, comme nous le disions, de voir en quoi la science chirurgicale a pu profiter des dernières observations que nous avons faites sur ce sujet.

Un des points de l'histoire des plaies d'armes à feu, qu'il importe le plus de savoir, et l'un de ceux sur lesquels il règne encore le plus d'indécision parmi les auteurs, est celui qui a trait aux dimensions relatives des ouvertures d'entrée et de sortie des projectiles qui ont traversé nos organes de part en part. L'importance de cette détermination, au point de vue médico-légal, ne saurait guère être contestée, car elle peut, jusqu'à un certain point, permettre de dire de quel côté est parti le coup qui a fait une victime, et conduire dans certains cas à découvrir le coupable, ou bien à détourner les injustes soupçons qui auraient pu atteindre un innocent.

Il paraît, au premier abord, si facile de constater le fait sur lequel nous insistons qu'on a de la peine à croire qu'il n'ait pas été nettement formulé depuis longtemps ; il n'en est rien cependant ; en effet, tous les auteurs affirment que l'*ouverture d'entrée des projectiles est plus petite que celle de sortie ;* or, c'est précisément l'inverse qui est la vérité ; la remarque que nous avons faite sur nos derniers blessés ne nous laisse aucun doute à cet égard.

Force nous est donc de nous élever contre l'opinion émise par M. Roux, qui vient de nous dire que les faits qui lui appartiennent sont tantôt favorables, et tantôt contraires à la théorie des auteurs.

Nous ne pouvons pas davantage accorder à notre collègue que c'est Dupuytren, qui, le premier, s'est élevé contre la croyance générale sous le rapport qui nous occupe. Dupuytren a bien fait, et fait faire, en 1830, des essais pour élucider ce sujet. Plusieurs médecins fort distingués, le docteur Arnal en particulier, ont bien expérimenté de leur côté ; mais il est résulté de toutes ces recherches une confirmation pure et simple des idées qui avaient cours dans la science.

Quoiqu'il soit pénible de réclamer pour son propre compte, nous sommes obligé de le faire en ce moment ; je crois, en effet, avoir établi le premier *que l'ouverture d'entrée des projectiles est toujours plus grande que leur ouverture de sortie*, à moins que ceux-ci aient agi sur les téguments d'une manière oblique à leur surface.

Dès 1830, à l'hôpital Beaujon, il m'avait semblé, en observant les blessés de mon service, que la doctrine reçue n'était pas aussi bien établie que le disent les auteurs ; je fis part de mes remarques à mon collègue, M. Marjolin, qui me répondit : *Il est probable que vos malades vous ont fourni des renseignements inexacts, et que vous avez été conduit à prendre pour ouverture de sortie ce qui, en réalité, était l'ouverture d'entrée des projectiles*. En présence d'une telle autorité, et d'une confiance dans les auteurs aussi bien établie, je dus m'arrêter; mais je ne fus point convaincu. Je fis des expériences dans des tirs, dans les pavillons de l'École de Médecine, sur des os, sur des portions de cadavres, etc. J'apportai un soin particulier à l'observation de tous les blessés que j'eus à traiter depuis, et je ne tardai pas à acquérir la certitude que j'avais bien vu dans l'origine, et qu'en effet, à moins de circonstances particulières et tout à fait exceptionnelles, *l'ouverture d'entrée des projectiles est plus grande que l'ouverture de sortie.* Il y a déjà longtemps que les journaux de médecine, la *Gazette des hôpitaux*, par exemple, ont reproduit cette opinion que j'ai émise plusieurs fois dans mes leçons cliniques à l'Hôtel-Dieu.

Du reste, la théorie est tout à fait favorable à la doctrine précédente; en effet, lorsqu'une balle vient frapper nos organes, elle rencontre la peau appuyée sur les parties sous-jacentes, et la traverse immédiatement, sans l'étendre, sans mettre en jeu son élasticité; dès lors elle fait un trou de dimensions à peu près égales à celles qu'elle présente elle-même. Au contraire, lorsqu'après sa course au sein de la région qu'elle a parcourue, elle arrive à la peau qui forme la dernière couche de celle-ci, elle la refoule, l'étend, et ne la traverse définitivement qu'après avoir mis en jeu toute son extensibilité, de telle sorte que l'ouverture qu'elle pratique doit se rétrécir d'une manière proportionnée à la contractilité de tissu des téguments.

D'un autre côté, il est facile de voir ce qui a abusé les auteurs dans la question qui nous occupe : ils ont été trompés par les résultats mêmes des expériences qu'ils ont instituées; ils ont cru à la similitude de l'action des projectiles sur les parties molles, sur les téguments et sur les os. En effet, la manière de voir qui a eu cours si longtemps est parfaitement exacte, si on l'applique aux os, à des planches superposées, à des vitres, et à tous les corps dépourvus d'élasticité que l'on a choisis bien à tort pour sujets d'expériences; mais, ainsi que nous venons de le dire, elle est radicalement fausse relativement aux téguments qui ont des propriétés complétement inverses.

Un autre point fort important de l'histoire des plaies d'armes à feu, est celui qui a trait à l'hémorrhagie à laquelle peuvent donner lieu ces sortes de blessures; ces blessures sont très sujettes aux hémorrhagies consécutives, en raison de la vive inflammation qui les complique, inflammation suppurative presque toujours, et, pour cette raison, destructive des caillots obturateurs qui se forment aux extrémités des vaisseaux divisés; mais les hémorrhagies primitives y sont, si nous en croyons les auteurs, fort rares, ce qui établirait une sorte de compensation.

Il y a déjà longtemps que j'ai porté mon attention sur ce sujet, et que j'ai pris dans l'observation une manière de voir un peu différente de celle qui est généralement admise. Voici, en effet, les résultats auxquels je suis arrivé, et dont je puis garantir la rigoureuse exactitude : *l'hémorrhagie primitive est un fait constant, chez les individus atteints par un coup de feu, lorsqu'un vaisseau d'une certaine importance a été blessé; mais cette hémorrhagie, pour raisons semblables à celles qui ont été notées depuis longtemps dans les plaies par arrachement, s'arrête avec facilité;* tous nos blessés de juin avaient leurs vêtements souillés de sang au moment où l'on nous les apportait : un seul, le neveu du proviseur d'un des grands colléges de Paris, rendait du sang en abondance par la plaie. Ainsi *constance de l'hémorrhagie au moment où le coup est porté, et arrêt spontané et très ordinaire de l'hémorrhagie au bout de peu de temps.* Voilà la règle sous ce rapport; voilà au moins ce qui résulte de mes observations. Je ne dis pas que cette règle ne souffre pas quelques exceptions, car je sais que Dupuytren, en 1830, a lié l'artère fémorale sur les marches de l'Hôtel-Dieu, à un blessé qui avait eu cette artère divisée; et moi-même, à la même époque, j'ai fait la ligature de l'axillaire à un jeune homme qui se trouvait, au moment où il venait d'être blessé, dans de semblables circonstances.

Du reste, ce qui a lieu dans les blessures par armes à feu, sous le rapport des hémorrhagies primitives, a la plus grande analogie avec ce qui se passe dans les plaies par arrachement ; ces plaies, en effet, ne sont pas aussi exemptes d'hémorrhagies primitives qu'on l'a dit. Ce meunier anglais, dont on a si souvent cité l'observation, qui eut le membre thoracique arraché, et qui guérit de cette affreuse blessure, sans qu'on ait été obligé de lui faire la ligature de l'artère axillaire, Samuel Wood, avait eu une très abondante hémorrhagie immédiate : on le trouva, en effet, baigné dans son sang sur la berge de son moulin.

Nous avons compté un certain nombre d'hémorrhagies consécutives chez nos blessés ; mais nous n'en avons eu qu'un seul, ainsi que nous l'avons dit plus haut, sur lequel nous ayons observé une hémorrhagie primitive. A celui-ci, nous avons appliqué la ligature sur le lieu de la blessure ; à ceux-là, j'ai pratiqué, au contraire, l'opération à distance, sur le tronc artériel générateur de celui qui fournissait l'hémorrhagie. Ce n'est pas toutefois que je pense, avec M. Roux, que cette manière d'agir soit moins applicable dans les cas d'hémorrhagies primitives, lorsque celles-ci sont le résultat d'un coup de feu, que dans ceux où elles suivent les plaies ordinaires ; tout au contraire, les laciniures des extrémités vasculaires, dans les plaies d'armes à feu, sont une raison de plus pour que l'hémorrhagie s'arrête, et qu'ainsi il puisse suffire de lier seulement le vaisseau à distance de la plaie.

Parmi les nombreux accidents que produisent trop souvent les coups de feu, celui que nous avons surtout observé sur nos blessés, c'est l'infection purulente ; il en est d'ailleurs toujours ainsi, et l'on doit peu s'en étonner en réfléchissant que les inflammations vasculaires qui en sont le point de départ, ont ici une chance d'autant plus grande de se développer et de se terminer par suppuration, que les plaies d'armes à feu se compliquent toujours, ou presque toujours de phlegmasies violentes.

Le débridement, dans les plaies d'armes à feu, est encore aujourd'hui l'objet d'une vive controverse. Personne chez nous n'admet, sans doute, que l'on doive toujours et indistinctement débrider toutes les plaies ; mais il est un certain nombre de chirurgiens qui veulent qu'on ne le fasse jamais, tandis que d'autres, moins exclusifs, réservent cette opération pour certains cas seulement. Nous partageons cette dernière opinion, et nous croyons qu'il n'est pas difficile d'en démontrer l'excellence.

Que se propose-t-on, en effet, dans le débridement? De faire cesser une pression naturellement exercée sur les parties par certaines aponévroses, de permettre ainsi aux tissus sous-jacents à celles-ci de se développer en toute liberté, lors de l'apparition de l'inflammation traumatique, et de leur éviter la gangrène ou l'augmentation d'inflammation qui peuvent être et qui ont été plus d'une fois la conséquence de circonstances opposées ; on agit d'une *manière préventive*, absolument comme dans les cas de fracture, lorsque l'on remet l'application de l'appareil inamovible à l'époque où la tuméfaction inflammatoire qui apparaît dans les premiers temps a tout à fait disparu.

Cette prudente conduite serait-elle blâmable? Cela est impossible ; à moins qu'on ose soutenir, contre toute évidence, que la gangrène n'a jamais été produite par la pression des aponévroses dans les inflammations profondes des membres.

Il suffit que quelquefois ce grave accident ait été observé, et que le débridement ait le pouvoir de le prévenir, ce qu'on ne conteste pas, pour qu'il soit d'une bonne pratique de faire ce débridement, dans certains cas.

On a l'air de croire, en prescrivant cette opération, qu'elle est grave ; il n'en est absolument rien ; nous croyons, en effet, que l'incision doit être limitée au plan aponévrotique superficiel, le seul qui exerce une pression générale sur la région ; or, une telle incision n'est pas dangereuse, et ne doit en rien être redoutée.

Je n'ai fait le débridement sur nos blessés, et j'en agis toujours ainsi, que dans les cas de plaies des membres, particulièrement à la cuisse, à la jambe et à l'avant-bras où les fibres aponévrotiques superficielles sont remarquables par leur résistance, et nous nous en sommes très bien trouvé.

Je me rappelle un blessé de 1830, chez lequel, par condescendance, je m'étais abstenu de débridements dans une plaie de la partie externe de la cuisse, et chez lequel il se développa une tuméfaction énorme du membre, avec empâtement et taches livides; mes regrets ont été vifs d'abord, mais je me suis hâté de faire une longue incision au *fascia lata*, de manière que les parties enflammées fussent soulagées de la pression qu'elles supportaient; et je fus assez heureux pour que cet accident n'eût pas d'autres suites; un tel enseignement ne saurait être perdu pour la pratique.

Du reste, M. Baudens, qui s'élève si vivement contre le débridement, en tire plus parti qu'il croit; en effet, il veut qu'on extraie toutes les esquilles immédiatement, il fait de très grandes incisions dans ce but; il débride, par conséquent, très largement, et, ce qui est évident, dans les cas où il y a le plus nécessité de se mettre en garde contre cette inflammation sous aponévrotique dont nous avons parlé; à la vérité il dit: *Je ne débride que pour extraire les esquilles;* mais qu'importe? il *débride*, et c'est là le point utile; ses malades éprouvent l'influence bienfaisante de cette pratique pour l'inflammation traumatique; ainsi notre confrère est plus partisan du débridement qu'il le croit.

On ne peut pas dire: *Je traite une maladie par la glace et les réfrigérants*, pas plus qu'on ne peut adopter les cataplasmes comme moyens de traitement à toutes les époques des plaies d'armes à feu. En effet, il y a un moment où les premiers sont excellents, et un autre où les seconds conviennent particulièrement; ceux qui les critiquent s'abusent étrangement à cet égard; sur une plaie vivement enflammée, rien ne peut remplacer un cataplasme émollient.

Ce que nous disons des topiques et de l'erreur dans laquelle tombent ceux qui croient que l'on peut adopter une méthode unique de traitement des coups de feu, nous le dirons également de l'alimentation des blessés. On ne saurait dire d'une manière générale: Il faut nourrir ou ne pas nourrir les blessés; le premier jour, en effet, quelques aliments peuvent être permis; bientôt ils doivent être proscrits pendant la fièvre traumatique; après celle-ci, des aliments très légers et peu abondants sont indiqués; et l'on ne doit accorder une nourriture véritablement reconfortante qu'au moment où la suppuration est devenue véritablement chronique, et que les blessés n'ont plus la fièvre des premiers jours.

On voit que nous sommes loin de donner de l'eau-de-vie à aucun blessé, comme on l'a fait pour les Russes en 1814; aussi bien qu'on me permette de ne pas ajouter foi aux résultats annoncés par M. Malgaigne sur ces blessés; notre collègue nous les a transmis comme il les a trouvés consignés dans les registres des hôpitaux; le rapport ne lui appartient donc point; mais nous ne saurions admettre cette proportion de 25 guérisons sur un revers dans les plaies d'armes à feu; cela rappelle par trop les 1,500 calculeux taillés avec succès par Naw.

Du reste, nous le disons en terminant, c'est par suite d'une fausse théorie de l'infection purulente que l'on voit s'accréditer depuis quelque temps l'idée que les blessés doivent être pourvus d'une abondante nourriture; nous n'aurions pas le temps ici de dire en quoi cette théorie est vicieuse; nous nous bornons à constater le fait.

VI. Communication de M. PIORRY.

(Séance du 29 août 1848.)

Dans l'état actuel de la science, la distinction de la chirurgie et de la médecine est, en théorie et en pratique, à peine soutenable. Les limites de l'une et de l'autre ne sont en rien précises. Des deux côtés, ce sont des organes malades anatomiquement lésés que l'on traite; des affections, considérées hier commes médicales, sont aujourd'hui accessibles à la main, et le plus grand mérite du chirurgien consiste à éviter les opérations. Il faut beaucoup de dextérité pour palper, percuter, etc., convenablement les organes; la grande difficulté de la pratique chirurgicale est dans la diagnose, et le chirurgien qui guérit le mieux n'est pas celui qui opère avec le plus de méthode ou d'habileté, mais bien celui qui traite le mieux les opérés. Tout médecin doit être apte à lier une artère, à ouvrir la trachée, etc.; tout chirurgien doit être au courant des grandes questions médicales. Le chloroforme a d'ailleurs permis à beaucoup de gens timides d'opérer; la force des choses a conduit le praticien de la campagne à faire de difficiles opérations, et l'on ne voit pas, en vérité, pourquoi les médecins en général ne les pratiqueraient pas.

Ces réflexions ont pour but de m'excuser si je prends la parole dans une question de pathologie externe; je n'ai, du reste, jamais cessé de me livrer à la pratique chirurgicale. Je me suis toujours souvenu, soit des excellentes leçons de Boyer, Roux et Lisfranc, soit de mes concours pour une place de chirurgien dans les hôpitaux; j'ai vu en Espagne beaucoup de plaies d'armes à feu. J'ai soigné de nombreux blessés en juillet 1830; j'en ai vu quelques uns depuis; je traite chirurgicalement les cas urgents qui se présentent dans mon service; la plus grande partie de mes travaux ont eu pour tendance de ramener la médecine dans la voie anatomique et organique où la chirurgie était forcément engagée, et vous voudrez donc bien m'excuser, messieurs, si je prends la parole à l'occasion des plaies d'armes à feu. Je ne le fais point avec plaisir; je regrette même d'avoir à parler de traitement généralement employé contre ce genre de blessures, mais n'agissant ainsi que par conviction et par devoir de conscience, j'espère que les hommes honorables, dont je ne partage pas les opinions, voudront bien m'excuser, et verront seulement, dans ce que je vais dire, le désir d'être utile.

Dans le traitement de toute plaie en général, et des plaies par armes à feu principalement, se présentent quelques indications de premier ordre : 1° extraire les corps étrangers; 2° favoriser la circulation dans les parties malades; 3° empêcher le pus et les liquides altérés de stagner dans les tissus; 4° prévenir la décomposition des parties mortifiées et des fluides accumulés, et pour cela éviter la pénétration de l'air; 5° s'opposer, autant que possible, à la pénétration ou à l'absorption du pus dans les vaisseaux.

Il me semble que dans la pratique chirurgicale ordinaire, on ne remplit pas assez ces diverses indications, et surtout que, soit par rapport aux plaies par armes à feu et aux amputations, on ne tient pas assez de compte des progrès que la pathologie médicale a faits relativement aux altérations des liquides, et à l'influence des états où la circulation peut se trouver dans les maladies.

On dit en général, sans que je veuille l'affirmer, que la mortalité, parmi les blessés de juin, a été plus grande que dans d'autres temps. Quoi qu'il en soit, elle l'a été beaucoup trop, et les pertes cruelles que nous avons faites en donnent malheureusement la preuve. Or, il n'a pas régné d'épidémie qui ait fait périr les blessés; il n'a pas dû y avoir d'encombrement, car il était facile, dans une saison aussi belle et aussi chaude, de ventiler par l'ouverture habituelle des fenêtres. Ce n'est pas l'habileté qui a manqué à nos chirurgiens, dont le haut mérite est connu; des balles mâchées ou inégales ne détruisent guère plus que des balles rondes. Des prolongements caudiformes et en forme de dard que j'ai vus annexés à quelques unes d'entre elles, dirigent le corps étranger, mais n'augmentent guère les ravages qu'il produit. Le poison dont on aurait enduit la balle, agirait seulement sur les escarrhes, et on n'a pas observé, du reste, chez les malades de symptômes d'empoisonnement. Ce n'est pas parce qu'on a débridé ou non, que des blessés sont morts en grand nombre; ce débridement est si variable suivant les cas, qu'il peut être quelquefois utile, et ailleurs ne pas l'être. Ce n'est pas la chaleur de l'atmosphère qui a pu influer ici d'une manière fâcheuse, car cette chaleur favorise la cicatrisation des blessures. C'est ailleurs qu'il faut chercher la cause des accidents et de la mortalité.

Au mois de juillet 1830, j'ai soigné à l'hospice des Incurables de la rue de Sèvres, et M. le docteur Lesèble voulut bien m'aider dans ce service, près de vingt blessés. Sur ce nombre, se trouvaient deux fractures du péroné par armes à feu, une balle qui avait frappé le tibia près de l'articulation du genou, une autre qui avait traversé le calcanéum, etc., etc. Tous ces blessés guérirent complétement en moins de deux mois, et sans qu'il survînt le moindre accident. Le traitement était très simple et reposait sur les indications précédentes. Nous avions extrait avec soin des esquilles au moyen d'incisions; les membres blessés avaient été tenus sur un plan incliné à une grande hauteur au-dessus du niveau du tronc, à l'effet de favoriser le retour du sang veineux; un pansement méthodique, de douces pressions, faisaient sortir deux fois par jour le pus et le détritus des plaies; une légère compression favorisait aussi le cours des liquides; des lotions simples enlevaient fréquemment le pus pour en empêcher la décomposition. Nous évitions le contact de l'air au moyen de bandelettes agglutinatives de diachylon, placées comme s'il s'agissait de plaies simples. Ce n'était pas pour réunir les bords que nous employions ce moyen, mais bien pour prévenir la décomposition des parties frappées de mort et la décomposition du pus. Nous nourrissions largement les malades, et nous ne les saignions pas, et cela à l'effet, soit d'éviter autant que possible de favoriser l'absorption du pus, soit de mettre les blessés dans de meilleures conditions organiques; les fenêtres établissaient un courant d'air continuel, pour éviter l'encombrement. Or, sous ces influences thérapeutiques, nous n'avons pas eu à regretter un seul de nos blessés.

Dans une multitude d'autres plaies, à l'hôpital de la Pitié ou à l'Hôtel-Dieu, lorsque j'y faisais le service; dans des ulcères gangréneux de la région sacrée, dans des larges incisions qu'il avait fallu faire, dans des plaies gangréneuses, dans des affections profondes avec ulcérations, nous avons suivi les mêmes indications, et nous avons eu les mêmes succès. Ce n'est donc pas *une série heureuse de cas* qui s'est présentée pour nous en 1830, ce sont les conséquences d'un traitement fondé sur les notions médicales et chirurgicales les plus positives.

Or, encore une fois on ne s'y conforme pas dans les soins que l'on donne en général aux blessés. Les irrigations continuelles deviennent des sortes d'injections qui liquéfient sans cesse le pus, l'introduisent dans les vaisseaux ouverts et causent la pyémie; en général on ne va pas, au moyen de grandes incisions, chercher dans les fractures comminutives des os, les débris qui ne peuvent se cicatriser et y deviennent des corps étrangers entretenant des suppurations intarissables (1); on ne met pas les plaies à l'abri du contact de l'air ; on ne renouvelle pas l'air des salles ; on met à la diète des blessés exténués par les hémorrhagies, etc., etc., comment donc veut-on établir des calculs statistiques sur les succès ou les revers, à la suite de la conservation des membres ou des amputations, alors que le traitement a été si variable dans la pratique des divers chirurgiens, et quand il a été souvent peu en harmonie avec les indications précédentes?

Les mêmes considérations sont applicables aux suites des amputations; empêcher par tous les moyens possibles la pénétration du pus altéré dans les veines ouvertes est encore ici la base du traitement; faire perdre le moins possible de sang, chercher à en réparer la déperdition avant d'opérer; bien surveiller les foyers purulents qui toujours se forment vers quelque point de la plaie lorsque l'on tente la réunion immédiate, évacuer le plus tôt possible ce pus; lier toutes les veinules ouvertes et peut-être porter très légèrement le cautère actuel sur toutes les surfaces saignantes, à l'effet d'oblitérer les petits vaisseaux (2); éviter ensuite le contact de l'air par des pansements avec le diachylon, ou peut-être avec le fulmi-coton dissous dans l'éther; ne faire des injections dans les plaies qu'avec beaucoup de prudence et de lenteur, ainsi que je le fais pratiquer pour les injections utérines répétées à la suite de l'accouchement, et dont j'ai tiré tant de parti pour prévenir la phlébite utérine, etc., etc.;

(1) M. Laugier m'a dit avoir eu très utilement recours à ce moyen.

(2) Peut-être les anciens n'avaient-ils pas tous le tort qu'on leur a donné en cautérisant la plaie entière lors des amputations.

voilà, me semble-t-il, les principales indications qui se présentent pour prévenir les terribles accidents qui suivent trop souvent les amputations.

Non, ce n'est pas en chirurgie, comme en médecine, l'inflammation supposée très à tort une unité morbide, si dissemblable d'ailleurs suivant ses causes organiques, sa pathogénie, son degré, etc., qu'il s'agit surtout de combattre; mais ce sont les anomémies coexistantes; c'est l'anémie ou plutôt l'hypémie qui favorise l'absorption du pus et qui ôte les matériaux des cicatrices; c'est la septicémie qui influe sur les plaies de la manière la plus terrible; c'est la pyémie ou plutôt la septico-pyémie qui donne lieu à des phénomènes, tantôt aigus et promptement mortels, et tantôt chroniques, et qui font aussi périr si les foyers ou le pus altéré par l'air ne cessent pas de faire pénétrer dans la circulation le liquide éminemment délétère qu'ils contiennent.

Il ressort de ce qui vient d'être dit que le chirurgien doit surtout être médecin en pratique, et qu'il est bon que le médecin soit chirurgien dans la sienne. Je serais désolé si dans les choses qui viennent d'être dites j'avais blessé quelques susceptibilités, mais je n'ai eu en vue la pratique d'aucun chirurgien en particulier; j'ai considéré comme un devoir de conscience de parler ainsi, et je serais trop heureux s'il ressortait de ma communication, dans les discussions qui vont suivre, quelques aperçus qui pussent être utiles à l'humanité. Je ne veux pas à coup sûr me poser en juge de la conduite de personne et encore moins d'hommes honorables parmi lesquels je compte des maîtres ou d'intimes amis, mais j'ai cherché à faire quelques applications à la chirurgie de considérations médicales qui me paraissent être des vérités incontestables.

—

VII. Communication de M. VELPEAU.

(Séance du 12 septembre 1848.)

Messieurs, quoique la question des plaies par armes à feu ait déjà perdu, dans cette enceinte, une grande partie de son intérêt par suite des communications de quelques uns de nos collègues, j'ai cependant cru devoir apporter aussi mon tribut à l'Académie.

C'est une question, du reste, qui a été mise tant de fois à l'ordre du jour, et si fréquemment discutée à différentes époques, et plus particulièrement dans le dernier siècle, qu'il doit être bien difficile aujourd'hui d'y retrouver quelque chose d'absolument nouveau. Les chirurgiens ordinaires restent, en général, étrangers à de telles questions. Mais les chirurgiens de Paris sont en quelque sorte devenus tous chirurgiens militaires, par suite des malheureuses conflagrations politiques dont la capitale a été trop de fois le théâtre depuis vingt ans. En ma qualité de chirurgien des hôpitaux, j'ai de la sorte eu l'occasion en 1830, en 1834, comme en 1848, de voir un grand nombre de blessures par armes de guerre, et c'est le résultat de mes observations sur ce sujet que je viens exposer aujourd'hui devant l'Académie.

Voici les matériaux principaux qui serviront de base à ce que je vais dire :

En février dernier, 95 blessés furent admis dans ma division à l'hôpital de la Charité; les événements de juin m'en ont amené 97. Je fais abstraction de 50 à 60 blessés qui, étant apportés *in extremis*, sont morts avant leur dépôt dans l'hôpital, ou dans les premières heures de leur entrée, et sans avoir pu être vus ou traités par moi. J'ai donc ici un total de 182 malades. Je mets de côté, pour le moment, les blessés de 1830, ou de 1834, et tous ceux près desquels j'ai été appelé en ville, afin de ne m'arrêter qu'à un nombre précis et authentique.

Sur ces 182 malades, il en est mort 33; 16 pour février, 17 pour juin, ce qui, chose fort singulière, donne une proportion presque identiquement la même dans les deux cas, puisque nous avons ainsi 16 morts sur 85 d'une part, et 17 sur 97 de l'autre.

Il y avait chez ces 182 malades, 58 cas de fracture par coups de feu ; 26 amputations en ont été la conséquence, et 10 des malades amputés ont succombé. On voit dès l'abord que la proportion des morts a été moins considérable chez nous que dans plusieurs autres hôpitaux de Paris, soit qu'on la mette en regard des blessés en général, soit qu'on la rapporte aux amputations en particulier. Ce n'est pas pourtant que les amputations aient été pratiquées pour de petites fractions des membres plus qu'ailleurs. J'ai eu 6 amputations de cuisse, 4 amputations de jambe, 6 amputations de bras, 2 désarticulations de l'épaule; les autres ont porté sur les pieds et les mains.

Je ne voudrais pas, du reste, que ma statistique fût prise trop rigoureusement à la lettre, attendu que, à l'instar des autres hôpitaux sans doute, l'hôpital de la Charité a dû recevoir des blessés traités préalablement dans les ambulances du dehors, et en laisser sortir d'autres qui n'étaient pas guéris, dont le sort définitif nous est resté naturellement inconnu. Cependant je ne puis omettre d'indiquer, avant d'aller plus loin, le tableau des fractures qui se rapportent aux blessés de juin, et dont je possède l'observation exacte.

26 blessés sont entrés dans mes salles à cette époque pour des coups de feu ayant fracturé un ou plusieurs os. 6 d'entre eux ont été amputés, il en est mort 2. La conservation du membre a été tentée chez les 20 autres. 18 de ces derniers continuent de vivre, 15 sont guéris, les 3 autres sont dans un état qui n'inspire plus guère de crainte; il en est mort 2, d'où il suit que sur 26 cas de fractures nous n'en avons finalement perdu que 4. J'aurai à revenir sur ce fait dans la suite.

Comme la question des *influences morales* a été plusieurs fois soulevée dans cette discussion, je crois utile d'indiquer les catégories de blessés reçus à l'hôpital de la Charité, en juin particulièrement. Le relevé des registres nous donne 19 soldats, 23 gardes mobiles, 10 gardes républicaines, 11 gardes nationaux, 14 particuliers, 50 insurgés, ce qui ferait un total de 125, mais dont il faut distraire quelques uns des blessés morts immédiatement, et ceux qu'on a retirés de l'hôpital dans les premiers jours pour les transporter soit chez eux, soit dans les hôpitaux militaires.

Nous avons eu ainsi toutes les nuances de la société et des combattants, les vainqueurs et les vaincus, les heureux et les malheureux, position excellente, par conséquent, pour comparer l'influence de l'état moral sur la marche des blessures. Je dois le dire tout d'abord, mon observation ne justifie point ce qui a été avancé par d'autres chirurgiens à ce sujet : la proportion des morts ou des accidents, la gravité ou les conséquences des blessures, ne m'ont point paru différer sensiblement dans les deux catégories de malades, et je suis disposé à croire qu'on exagère généralement la portée de semblables influences en chirurgie. Si l'abattement, la tristesse, peuvent aggraver l'état des vaincus, l'effervescence, l'exaltation, la joie même, ne sont pas toujours sans inconvénient chez les défenseurs de l'ordre; d'ailleurs, le temps ne tarde pas à éteindre ou à niveler ces deux ordres de sentiments. Voyant qu'on les soigne sans distinction, qu'on ne leur adresse aucun reproche, les insurgés reprennent bientôt confiance, et cessent de s'inquiéter, en même temps que les autres, ramenés à la réalité, cessent de se réjouir et de se féliciter. En somme, est-il présumable que l'état moral du blessé puisse avoir une grande influence sur une plaie par balle, je suppose, du corps de la cuisse ou de l'avant-bras ?

Abandonnons ces généralités, et passons à l'examen des questions purement chirurgicales.

Ne voulant pas répéter ce que mes collègues ont avancé sur une foule de points, je me bornerai à discuter en quelques mots certains éléments de la question qui n'ont peut-être pas été envisagés sous leur véritable point de vue.

Ouverture des plaies par balle. — Quand une balle traverse de part en part une région du corps quelconque, elle fait deux ouvertures ordinairement de diamètre inégal. A ce sujet, on a vu ce qui se remarque à peu près dans toutes les questions dont s'empare l'esprit humain. Les chirurgiens du dernier siècle admettaient que l'ouverture de sortie était toujours la plus large. Richter, avec d'autres, et de nos jours, plusieurs médecins légistes, ont remarqué que c'était souvent le contraire. Ici vous avez entendu un des orateurs soutenir que loin d'être la plus étroite, comme le veut Dupuytren, la plaie d'entrée est *toujours* la plus large. Placé sur un des extrêmes du grand balancier des notions humaines, Dupuytren devait être facile à combattre ; mais, comme notre collègue s'est placé à l'autre extrémité, il était à craindre qu'il ne tombât à son tour dans l'erreur. En effet, Dupuytren a tort, et son antagoniste n'a pas raison. La plaie d'entrée est souvent la plus large, mais il en est assez fréquemment de même de la plaie de sortie : l'observation me l'a démontré cent fois ; il n'est pas même possible que ce soit toujours l'une ou toujours l'autre qui l'emporte en dimensions. Quelques remarques suffiront, je crois, pour mettre sur la voie de la vérité à ce sujet, et pour montrer comment une balle qui traverse les tissus de l'homme vivant produit une plaie plus large, tantôt en entrant, tantôt en sortant.

Disons d'abord que les expériences de Dupuytren qui faisait tirer des coups de feu sur des planches et sur des arbres, sur des corps inertes et solides, enfin, ne pouvaient pas être concluantes, excepté peut-être pour les os, puisque dans l'homme tout est extensible et mobile pendant la vie. Ainsi la balle frappant un membre, par exemple, tombera sur la peau, vis-à-vis d'une saillie musculaire ou d'un interstice aponévrotique ; de là une direction plus ou moins perpendiculaire. Au moment du choc, comme pendant la traversée, les muscles surtout se dévient, se déplacent et changent la direction de la balle. Naturellement molle et très extensible, manquant d'un appui *solide*, la peau cède nécessairement plus ou moins, de sorte que la balle la coupe ou l'éraille avec plus ou moins de netteté, et dans une étendue qui doit nécessairement varier. De plus, les ballès arrivent fréquemment sur le corps avec une forme qui n'est plus celle d'un globe. Elles sont aplaties, à facette, à pointes, à tige, anguleuses, de toutes sortes de formes, outre que si elles arrivent intactes sur la peau, elles se déforment assez souvent dans l'épaisseur même des parties en heurtant contre les os qu'elles fracassent ou qu'elles labourent. Il suit de là évidemment qu'une balle peut entrer par sa pointe, en faisant une petite plaie, et sortir par sa base de manière à produire une grande solution de continuité, de même que, se présentant d'abord par sa partie la plus large, elle peut faire une grande plaie d'entrée, pour n'en laisser qu'une petite en sortant, si elle s'échappe la partie la plus étroite la première. Tous les détails qui se rapportent à la déformation des balles, et à la forme des projectiles en général, de même que ceux qui ressortent de la mollesse, de l'extensibilité, de la mobilité, des anfractuosités, des inclinaisons diverses, de toutes les couches organiques atteintes par les coups de feu sont si faciles à saisir, par quiconque voudra y réfléchir un moment, que je crois inutile d'en donner actuellement l'énumération, je conclus simplement que l'ouverture des plaies par balle est *ordinairement plus large du côté* de l'entrée, et assez souvent *plus étroite* de ce même côté que du côté de la *sortie* du projectile.

Brûlure. Intoxication. — Un mot seulement sur ces deux questions. Dans les siècles passés, les plaies par armes à feu ont souvent été qualifiées de plaies par *brûlures* ou de *plaies empoisonnées.* De nos jours, il n'est plus question de pareilles opinions; est-il vrai cependant que les anciens aient eu absolument tort sous ce point de vue? Loin de moi la pensée de soutenir que les plaies par armes à feu sont des brûlures. Je sais qu'en arrivant à la surface du corps, les balles ne sont pas chargées d'une assez grande quantité de calorique, pour *escarrifier*, pour *brûler* les tissus; mais, quoi qu'en aient dit quelques modernes, tout le trajet d'une plaie par balle est le siége d'une véritable *contusion*, c'est-à-dire que les parois de ce trajet sont comme *mortifiées* dans l'épaisseur d'un millimètre, plus ou moins. Or, que les parois d'une blessure soient escarrifiées par brûlure ou par contusion, qui ne voit que, pour l'économie, pour la vie, c'est exactement la même chose ? Dans les deux cas, il faut que la couche désorganisée soit expulsée, de là un travail éliminatoire ou de suppuration à peu près inévitable ; de là l'impossibilité presque absolue des réunions immédiates dans les cas de plaie par balle, comme dans les cas de plaies par brûlure. Si les anciens s'étaient trompés sur la cause, ils avaient donc au fond raïson sur le fait

Quant à l'empoisonnement, il en est encore question à chaque bataille que se livrent les citoyens armés. Ce n'est pas que je croie à l'empoisonnement des plaies par les projectiles eux-mêmes ; il ne peut plus être question parmi nous de flèches, d'arbalètes empoisonnées, et pour les balles je ne conçois guère qu'elles puissent déposer dans les tissus qu'elles traversent aucune substance capable de compromettre *la vie* du blessé ; ou je me trompe fort, ou tout ce qui a été dit récemment sur ce point doit être rangé dans la catégorie des fables créées par la peur ou l'amour du merveilleux. Mais la *vénénosité* des coups de feu peut être envisagée d'une autre façon ; de telles blessures n'ont pas besoin d'invoquer les poisons du dehors, elles renferment des principes d'intoxication dans leur sein.

Cette couche broyée par le projectile et qui doit se décomposer devient bientôt un putrilage qui stagne au milieu des parties vivantes. On sait avec quelle promptitude se décomposent les matières animales sous l'influence de la chaleur, de l'humidité, et du contact de tissus animés. Qui pourrait contester que, en se décomposant, en se combinant entre eux, les éléments de ce putrilage ne donneront pas lieu souvent, par leurs réactions chimiques, à des composés dangereux si d'une façon quelconque ils viennent à passer dans le torrent circulatoire? N'est-il pas permis de dire alors que les plaies par armes à feu renferment un véritable poison, et que les accidents qu'elles font si fréquemment naître sont quelquefois dus à ce genre de cause ? S'il en est ainsi, les modernes n'ont-ils pas quelque reproche à se faire à l'endroit de l'opinion des anciens, et du traitement des blessures par armes à feu ?

Thérapeutique des coups de feu. — Je n'ai pas l'intention, on le pense bien, de discuter devant l'Académie tout ce qui se rapporte au traitement des plaies par armes à feu. Je me bornerai à dire un mot des réfrigérants, des émissions sanguines et du régime.

Réfrigérants. — L'emploi des réfrigérants comme topiques dans les plaies d'arquebusades n'est pas, comme semblent le croire quelques chirurgiens de notre époque, une pratique nouvelle. Elle fut très usitée dans le dernier siècle, et Schmucker la vante déjà outre mesure ; le chirurgien principal des armées anglaises, Guthrie, la prescrivait aussi partout. Tout le monde sait que depuis les travaux de Josse, les chirurgiens français en ont également fait un très grand usage. Il n'y a pas lieu, au demeurant, d'en réclamer actuellement la priorité pour personne ; car comme méthode générale, ce n'est en réalité qu'une mauvaise pratique. Dès qu'elle fut mise en vogue, dès 1830 par conséquent, je l'ai soumise à des expériences variées. Il est résulté de mes observations et de l'examen attentif des faits publiés par d'autres, que l'eau froide ou la glace étaient plus nuisibles qu'utiles dans l'immense majorité des cas, surtout à titre de méthode préventive.

Son effet, comme son but, est de prévenir ou d'entraver le développement de l'inflammation ; or, l'inflammation est indispensable à un certain degré dans les coups de feu. La couche contusionnée des tissus ne peut être détachée, expulsée qu'à ce prix. D'ailleurs, la température n'est pas modifiée au même degré par la glace dans toute l'épaisseur du membre blessé ; en sorte que très froid à la circonférence, aux extrémités de la plaie, le trajet de la blessure peut conserver une grande chaleur dans le milieu de sa longueur. De là un travail phlegmasique inégal, évidemment moins favorable que s'il était franc et régulier. On a ainsi une inflammation *bâtarde*, une suppuration *sanieuse*, mal *élaborée*, et des plaies qui marchent avec lenteur vers la cicatrisation. S'il existe des lambeaux, si la circulation est déjà embarrassée dans le membre, la glace favorise manifestement la mortification. J'ai même vu plusieurs fois (j'en ai encore un exemple en ce moment à la Charité chez un blessé traité par la glace pendant trente jours dans une ambulance) les réfrigérants produire des escarres disséminées sur des portions saines de la peau. Les seuls cas où les topiques réfrigérants conviennent sont ceux où il existe, soit de violentes douleurs, soit une sensation de vive chaleur, sans qu'il y ait beaucoup de gonflement ou même d'inflammation. Peut-être faut-il y ajouter le besoin d'un peu de frais quand il s'agit de traiter les blessés dans les saisons chaudes.

Si les réfrigérants, et la glace en particulier, aussi bien que les irrigations continues, doivent rester à l'état de méthode exceptionnelle, en est-il de même des émissions sanguines ?

Émissions sanguines. — Pour moi, il y a longtemps que je n'emploie plus les émissions sanguines à titre de médications préventives chez les blessés ou les opérés. J'ai vu nombre de chirurgiens s'applaudir des succès qu'ils obtenaient en mettant en usage, soit des applications nombreuses de sangsues, soit des saignées répétées. Qu'un malade ait une plaie avec fracas des os, qu'un autre ait une fracture sans plaie d'une partie importante des membres, qu'un troisième ait subi quelque opération grave, et vous verrez la plupart des praticiens faire saigner une ou plusieurs fois, ou bien prescrire un bon nombre de sangsues. Cette pratique, en apparence si rationnelle, a pourtant le défaut d'être au moins inutile. A moins d'indications spéciales, je n'y ai jamais recours. Aucune émission sanguine préventive, soit par la saignée, soit par les sangsues, n'a été mise en usage chez mes blessés de 1848, et l'on a vu cependant que ma pratique a été aussi heureuse que celle des autres chirurgiens.

L'erreur vient ici de ce que l'on s'abuse généralement sur

les réactions inflammatoires qui doivent accompagner les lésions traumatiques en général. Persuadé que sans les réfrigérants ou sans les émissions sanguines, une inflammation, une réaction générale serait survenue, on s'applaudit de ne la point voir arriver, et on fait honneur de ce fait à l'emploi de la méthode affaiblissante; or, la réaction inflammatoire, soit locale, soit générale, est loin d'accompagner toujours les grandes plaies; je suis convaincu par une longue expérience qu'en se bornant à des soins de propreté, à l'immobilité, à une position convenable de la partie blessée, la réaction inflammatoire ne dépasse que par exception les limites qu'il conviendrait de lui prescrire en pareil cas.

D'un autre côté, les saignées n'empêchent pas les inflammations nuisibles de se manifester, et comme les inflammations revêtent plus facilement de mauvaises qualités, un mauvais caractère chez les individus affaiblis que chez les autres, on a déjà rendu le cas plus grave en voulant le prévenir, et on se trouve presque dans l'impossibilité de recourir à l'emploi des sangsues ou de la saignée, alors que les émissions sanguines sont véritablement utiles.

Ainsi donc je ne conseille les antiphlogistiques proprement dits, qu'à titre de médication *curative*, et dans certains cas donnés, au lieu de m'en servir sous forme de méthode *préventive* et d'une manière générale.

Débridement. — En 1830, un chirurgien des hôpitaux, qui s'éleva avec force contre l'emploi des débridements, crut devoir ses succès à l'emploi qu'il fit des applications de sangsues autour des plaies; pratiquant alors dans le même hôpital, je me dispensai, comme Lisfranc, de débrider. Mais je me dispensai aussi des applications de sangsues. Le fait est que mes blessés n'éprouvèrent pas plus d'accidents que les siens, et que je m'assurai dès cette époque de l'inutilité du débridement préventif, comme de l'emploi des sangsues à titre de méthode générale dans le traitement des coups de feu. Aussi n'ai-je plus mis en usage depuis cette époque le débridement que par exception, et pour remédier à des indications formelles, à des accidents déjà manifestes. Il y aurait d'ailleurs une foule de choses à dire contre cette méthode, qui, bornée à la peau et aux aponévroses sous-cutanées, n'a du reste guère d'autres inconvénients que d'être inutile.

Le *régime des blessés* ayant été l'objet de quelques remarques dans cette discussion, on trouvera tout naturel, j'espère, que je me permette aussi d'en dire un mot. S'il est vrai que les chirurgiens français tiennent leurs blessés à une diète sévère pendant le cours des grandes blessures, comme l'a avancé M. Malgaigne, j'ai besoin de me séparer d'eux sous ce point de vue. Mais il est probable qu'ici, comme dans une foule d'autres sujets, les écrits sont allés plus loin que la pratique, et que les chirurgiens sont moins sévères sur le régime à l'hôpital que dans leurs livres. Quoi qu'il en soit, chez les opérés comme chez les blessés, je ne supprime presque jamais les aliments d'une manière absolue; s'il n'y a pas de fièvre, si la langue reste nette, si le sujet a de l'appétit, je lui donne des bouillons, des potages, et même du pain dès les premiers jours. Il est rare que dans le cours de la seconde semaine, je ne lui donne pas une ou deux portions de toute sorte d'aliments et de vin par jour : ma loi, en un mot, est de n'éloigner de tels malades de leur régime habituel que le moins possible, quand ils ont faim, quand il n'y a point de perturbation des voies digestives ou des voies circulatoires. C'est une pratique que j'ai toujours suivie, que j'expose à ma clinique depuis quinze ans, que j'ai indiquée dans mes *Nouveaux éléments de médecine opératoire*, et que je suis heureux de voir adoptée par M. Malgaigne.

Pour sentir les avantages de cette pratique, il suffit de songer à ce que produit la privation d'aliments chez un homme en santé. Mettez à la diète pendant quelques jours un homme qui se porte bien, et vous pouvez être sûr que bientôt il se trouvera malade. Pourquoi donc priver de nourriture un malade par cela seul qu'il a un ou plusieurs membres brisés, ou quelques plaies sur d'autres régions du corps, tant que ces blessures ne réagissent ni sur le cœur, ni sur l'estomac? pourquoi voulez-vous entraver l'action de ces deux grands systèmes de l'économie?

Amputation. — Depuis plus d'un siècle la question de l'amputation *médiate* ou *immédiate* est en quelque sorte la question capitale de la thérapeutique des plaies par armes à feu. Pour éviter les disputes de mots, je ferai remarquer d'abord qu'elle ne paraît pas avoir été exactement prise, comme l'avait posée l'ancienne Académie de chirurgie. On se demande aujourd'hui si l'amputation immédiate réussit mieux que l'amputation secondaire, ou bien s'il vaut mieux amputer les blessés dès l'abord que de tenter la conservation de leur membre, quand le coup de feu est accompagné de fracas des os. Il est pourtant vrai que l'Académie l'avait entendu autrement « La nécessité de l'amputation, dit-elle, *étant constatée*, vaut-il mieux y procéder sur le champ que d'attendre le développement et la chute des accidents? »

En ces termes, il n'y a évidemment plus de contestations possibles. Personne au monde, je crois, n'oserait soutenir aujourd'hui qu'une amputation *reconnue inévitable* ne doit pas être pratiquée le plus tôt possible. Ce n'est donc pas sous ce point de vue que la question mérite d'être discutée.

En la prenant sous une autre forme, en se demandant laquelle, de l'amputation primitive ou de l'amputation secondaire, réussit le mieux, on arrive à une réponse qui est loin d'être la même pour tout le monde. Pour s'entendre à ce sujet, peut-être faudrait-il établir deux catégories dans chaque section de malades. En effet, si l'amputation secondaire est pratiquée avant la chute de l'état fébrile, alors qu'il existe déjà un certain degré d'infection purulente, ou chez des blessés dont quelque organe central est affecté; évidemment elle aura moins de chances de succès que l'amputation primitive. Si, au contraire, l'amputation immédiate est pratiquée sur des malades dans la stupeur ou violemment ébranlés, soit par la poudre à canon, soit par la secousse même de la blessure, soit par l'usage préalable de boissons ou d'aliments excitants, nul doute qu'elle n'expose plus la vie que l'amputation secondaire, appliquée dans de bonnes conditions. Maintenant, si l'on fait abstraction des circonstances fâcheuses de l'un et l'autre côté, je suis disposé à croire, avec Faure, et contrairement à l'opinion de Bilguer, que l'amputation *médiate* est un peu moins compromettante pour la vie que l'amputation *immédiate*, et toutes les statistiques publiées jusqu'ici me paraissent témoigner dans le même sens.

Mais la question n'est point encore là. La véritable question est celle de savoir si, dans un cas donné, il y a chance ou non de conserver le membre, s'il est possible, en un mot, d'éviter l'amputation. N'est-il pas clair, dès lors, que c'est une question de diagnostic ou de pronostic, bien plus que de valeur comparative entre les amputations primitives et secondaires? A ce point de vue, il n'y a plus lieu d'être surpris des opinions contradictoires émises jusqu'ici, de la différence si souvent signalée entre la pratique des divers chirurgiens, soit de notre époque, soit des siècles précédents. On a vu de tous temps et l'on verra toujours, j'imagine, des membres condamnés à l'amputation par quelques chirurgiens, guérir à la grande joie du malade, de même que d'autres dont on espérait la conservation amener la mort ou rendre l'amputation inévitable. C'est ainsi que chaque jour, dans le monde, on voit des personnes vous dire : Voilà quelqu'un auquel on voulait couper la jambe, et qui a été guéri par M. un tel, par tel remède, par tel médicastre. C'est que, tout le monde le sait, ce qui rend les blessures dangereuses, ce qui rend inévitable l'amputation, ce n'est pas toujours la lésion primitive, c'est bien plus souvent la série d'accidents, qu'elle va faire naître, et comme ces accidents n'ont rien de positif, de certain, de réglé, l'imprévu doit toujours en pareil cas être pris en grande considération.

En ce qui me concerne, je suis disposé à ne pratiquer que le moins d'amputations immédiates possible; à essayer de conserver le membre dans le plus grand nombre des cas. Ainsi, en juin dernier, je n'ai amputé que 6 malades sur 26 cas de fracture; dans les 20 autres cas, j'ai essayé la conservation du membre; 2 de ces derniers seulement ont succombé ; les 18 autres sont guéris ou semblent devoir guérir ; 2 des 6 amputés sont morts ; de manière qu'en juin, comme en février, j'ai perdu un tiers de mes amputés. Si les 26 malades de juin avaient tous subi l'amputation, il est probable d'abord qu'il en serait mort plus de 4, outre que les 20 dont le membre a été respecté ne seront pas moins heureux d'avoir évité l'amputation que de continuer de vivre.

Dire qu'en amputant les membres en cas pareil, on met une plaie simple à la place d'une plaie compliquée, me paraît inexact. Trancher un membre, c'est mettre à nu tous les tissus qui entrent dans la composition de l'organisme en général, outre que ce n'est pas en vain qu'on sépare ainsi une grande portion du corps brusquement. Toutes les couches de tissu divisées s'enflammeront plus ou moins ; de la plaie l'inflammation peut pénétrer dans le moignon, et de là des érysipèles, des phlébites, l'infection purulente tout comme dans les plaies anfractueuses résultant des coups de feu. D'ailleurs si la plaie de l'amputation est plus régulière, le maintien du membre est évidemment une ressource pour l'économie, pour la vie ; outre que les contre-ouvertures, les incisions, les pansements ont plus de valeur pour conserver un membre brisé, que pour maîtriser les accidents que font naître les amputations. Ajouterai-je que la mort des blessés est due dans les deux tiers des cas au moins à l'infection purulente, et que l'infection purulente m'a paru beaucoup plus fréquente chez les malades qu'on ampute, que chez les autres. Au total, plus je vieillis dans la pratique, moins je suis partisan de l'amputation immédiate. J'amputai plus en 1830 qu'en 1848 et en juin moins qu'en février dernier.

VIII. Communication de M. HUGUIER.

(Séance du 26 septembre 1848.)

Messieurs, Je me serais dispensé de prendre part à la discussion, si une foule d'opinions contradictoires et plus différentes les unes que les autres n'eussent été émises sans être discutées, et si de nombreuses lacunes qui existent dans la science relativement aux plaies d'armes à feu n'eussent été laissées à combler. Les lésions déterminées par les armes de guerre que j'ai observées et soignées depuis le mois de février, ont été très variées et très différentes dans leur nature.

151 blessés ont reçu mes soins tant à l'ambulance des Tuileries qu'à l'hôpital Beaujon. C'est principalement d'après ces blessés et ceux que j'ai été chargé de visiter à domicile, ainsi que dans les ambulances, que j'ai basé mes opinions sur ces plaies.

Sur les 151 individus que j'ai soignés, sans compter ceux que l'autorité m'a chargé de visiter, 34 ont été blessés par armes blanches, 11 par coups de sabre, d'épée et couteau-poignard. Sur ces 11 cas portés sur diverses parties de l'économie, 2 seuls méritent de fixer l'attention de l'Académie : chez l'un des malades, l'avant-bras fut traversé de dedans en dehors par un couteau-poignard, les deux artères radiale et cubitale furent ouvertes ; il y avait là un cas curieux de diagnostic et de thérapeutique. Chez l'autre malade, la cuisse droite et le côté correspondant du scrotum furent traversés d'un seul coup de sabre, d'où quatre plaies qui eussent pu faire commettre une grave erreur à un médecin légiste, si la victime eût succombé sans pouvoir donner des renseignements sur le fait.

23 blessés par coups de baïonnettes, 9 à Beaujon et aux Tuileries, 14 à domicile et aux ambulances : la plupart de ces derniers étaient des gardes municipaux.

Sur ces 23 malades, trois reçurent des coups qui eussent pu être graves ; l'un fut blessé dans l'aine contre l'artère crurale, l'autre au milieu du creux poplité; le troisième eut une plaie pénétrante de la poitrine. Aucun d'eux n'éprouva d'accidents.

Je saisis cette occasion pour faire observer à l'Académie combien sont peu graves, en général, les plaies causées par coups de baïonnette même dans les régions les plus importantes.

En 1830, où il y eut des luttes corps à corps, entre le peuple, les gendarmes, la garde royale et les Suisses, j'ai observé un plus grand nombre de coups de baïonnette qu'en 1848. J'ai eu occasion d'en observer aussi quelques cas en 1832, à l'Hôtel-Dieu où j'étais alors interne. Eh bien, je ne me rappelle qu'une seule circonstance dans laquelle la plaie fut suivie de mort; c'était sur une jeune fille qui descendait rapidement la montagne de Belleville dans un cabriolet, contre le tablier duquel un garde national croisa imprudemment la baïonnette; celle-ci pénétra dans l'épigastre et traversa de part en part l'estomac de la jeune fille, qui succomba le lendemain à une péritonite sur-aiguë. La manière d'agir de cet instrument sur nos tissus rend parfaitement compte de cette innocuité générale des plaies qu'il cause. Son extrémité peu effilée, assez mousse même, glisse sur les principaux vaisseaux et nerfs sans les perforer; ses bords épais et non tranchants aplatissent les vaisseaux et les nerfs, mais ne les divisent pas; la résistance que les vêtements opposent à cette pointe mal acérée, l'élasticité des parties, mais surtout des parois de la poitrine et de l'abdomen, le défaut de force et de rapidité dans le coup, le manque d'énergie ou de courage, ou bien un sentiment de pitié et de générosité de la part de celui qui frappe, la mobilité rapide et instinctive de celui qui est frappé, sont encore des circonstances qui font que, dans la majorité des cas, la baïonnette pénètre peu profondément. Lorsqu'elle arrive jusque dans la cavité de la poitrine ou de l'abdomen, souvent elle déprime le poumon ou l'intestin sans les perforer.

Plaies d'armes à feu. — Ces plaies sont et doivent être divisées en deux grandes classes, celles produites par les boulets, les biscaïens, les éclats de bombes, d'obus, de grenades, la mitraille, etc., et celles produites par les balles et autres projectiles semblables qui peuvent entrer dans le canon d'un fusil. A la chirurgie militaire qui aujourd'hui brille d'un éclat qui ne le cède en rien à celui de la chirurgie civile, appartient seul l'honneur de donner la solution des graves questions qui se rattachent aux premières, et dans lesquelles le tiers, la moitié d'un membre ou sa totalité a été enlevée; où le crâne, la poitrine, l'abdomen, ont été largement ouverts.

La chirurgie civile, jusqu'à ce jour, au moins, ne peut que concourir à l'histoire des plaies de la seconde classe. C'est donc uniquement de ces dernières que j'entretiendrai l'Académie; mais avant d'entrer en matière, il est important d'examiner quelle est l'action des projectiles sur les corps inertes et celle de ceux-ci sur les projectiles.

C'est là une partie de la science qu'on a malheureusement trop abandonnée, jusqu'à ce jour, aux physiciens et aux armuriers de distinction, tels que les Lesage, les Montier, les Delavigne, etc. Dupuytren et Barruel ont seuls fait quelques expériences incomplètes sur ce sujet; expériences dont on n'a pas bien compris l'importance.

La connaissance des effets physiques qui se passent entre un projectile lancé par l'explosion de la poudre à canon, et les corps contre lesquels il frappe, ou dans l'épaisseur desquels il pénètre, eût mis les chirurgiens sur la voie de la vérité, les eût menés à quelques découvertes et leur eût fait éviter des erreurs aussi préjudiciables à leurs malades qu'à leur réputation. Il nous sera facile de démontrer dans un instant que le mécanisme, le diagnostic, le pronostic, les complications et même le traitement des plaies d'armes à feu peuvent être éclairés par ces expériences qui jettent également un très grand jour sur la partie médico-légale de cette question.

Expériences personnelles. — Comme l'économie animale renferme des tissus dont la consistance varie à l'infini, depuis les corps les plus durs, comme les dents, le rocher, la substance compacte de la partie moyenne du tibia, du fémur, la lame vitrée des os du crâne, jusqu'aux plus souples, aux plus mous, tels que le foie, la rate, le poumon, le cerveau, etc., j'ai varié les expériences, et j'ai cherché à me servir des différents corps de la nature, dont la consistance, l'élasticité, et même, dans quelques cas, l'organisation se rapprochent le plus de celles de nos organes.

§ I. Changements et modifications qu'éprouvent les *projectiles*.

On peut s'assurer, en ramassant de suite un projectile, lorsqu'il vient de terminer sa course, que sa température est considérablement augmentée. Les causes de cette élévation du calorique sont l'explosion, la conflagration de la poudre, le frottement contre le canon, frottement qui est d'autant plus considérable que l'on tire à balle forcée, la chaleur du canon lorsqu'on tire un grand nombre de coups de suite, la percussion du projectile contre le but, le frottement sur les corps durs qu'il rencontre dans son mouvement de pénétration, Enfin, le choc que souvent il éprouve contre un corps qu'il rencontre dans sa course.

De cette augmentation de température il résulte, surtout si c'est une balle, que sa forme s'altère plus facilement.

Cette altération peut être produite 1° par *le canon;* la balle offre alors des raies ou canelures, ou un allongement plus ou moins considérable; 2° par un choc contre un corps ambiant; elle se convertit en une plaque plus ou moins épaisse et irrégulière, ou bien s'arme du côté opposé où elle a frappé, d'une lame tranchante dentelée, qui peut diviser les tissus avec la même netteté que l'instrument le mieux affilé; 3° par sa percussion contre et dans l'épaisseur du but; la balle peut alors offrir des raies, des cannelures, des déchiquetures, des gouttières, des appendices caudales, des aplatissements à divers degrés, ou se morceller en deux ou trois parties. Il est même très rare qu'une balle traverse l'économie sans être plus ou moins déformée et rendue inégale à sa surface. J'étais bien aise de faire ressortir ces altérations que présentent souvent les balles, altérations qui ont dû en imposer pour des mâchures produites par les dents, et contribuer à entretenir, dans chacune de nos guerres civiles, le préjugé absurde, que chaque parti se reproche, de s'être servi de balles mâchées. En parlant des lésions des os par les balles, je ferai connaître les déformations que ceux-ci leur font éprouver.

§. II. Action de la balle sur des corps de différente nature et de diverse épaisseur ; modifications que celle-ci éprouve.

Pour connaître plus exactement les effets qui se produisent au moment où la balle atteint le but, je ne me suis pas contenté de me livrer à des expériences nombreuses, je me suis transporté sur les divers lieux de la capitale où l'on s'est battu ; là j'ai pu observer et étudier avec soin les variétés infinies des dégâts que les balles produisent suivant la nature du corps qu'elles atteignent, l'angle sous lequel elles frappent, la force qui les meut et les altérations de forme qu'elles ont subies dans leur course. Les effets sont différents suivant que le projectile vient frapper perpendiculairement ou obliquement.

A. Le projectile frappe perpendiculairement : 1° *Sur une plaque de fer ou de fonte assez épaisse pour lui résister, ayant de* 2 *à* 3 *centimètres d'épaisseur ;* la balle seule éprouve une altération ; elle s'aplatit plus ou moins : des échancrures existent sur la circonférence du disque irrégulier qu'elle présente ; quelquefois elle se déchire en 2 ou 3 morceaux ; il faut pour cela que le coup ait été tiré de près, que la balle jouisse d'une grande force d'impulsion. Une balle ainsi déformée tombe vers le pied de la plaque presque sans rebondir. Elle a laissé à l'endroit frappé une tache circulaire formée par des molécules de plomb, mais sans aucune dépression ; ce qui se passe sur un morceau de fonte épais, s'observe quelquefois chez les animaux et même chez l'homme. Dufouart dans son excellent *Traité sur les plaies d'armes à feu*, rapporte l'observation d'un membre de l'assemblée des états généraux sur le coronal duquel une balle de pistolet (reçue dans un duel) s'aplatit sans causer le moindre dommage à l'os qui fut simplement dénudé ; le blessé en fut quitte pour une commotion cérébrale de courte durée, il guérit promptement. Dans ce cas, qui ne souffre pas la plus légère objection, on ne peut pas même dire que la balle était aplatie d'avance, ou qu'elle s'était déformée, dans sa course , contre un corps solide. Au reste il est des individus chez lesquels le frontal est tellement épais et résistant qu'on conçoit parfaitement cet effet. Si la plaque est de fer et le coup tiré de près , il y a souvent une légère dépression à l'endroit frappé.

2° Si la balle est arrêtée dans sa course par un *morceau de cuivre* , elle imprime sur ce métal une dépression circulaire dont les bords sont quelquefois relevés au-dessus de sa surface. La balle elle-même est un peu moins aplatie que dans le cas précédent, et elle rebondit plus loin. Plus rarement elle se fracture.

3° *Sur une barre de fer carrée*, *épaisse de* 1 *centimètre* 1/2 *à* 2 *centimètres*, si le coup est tiré de près, la balle produit une légère dépression circulaire, élargit le diamètre transversal de la barre et quelquefois la fléchit suivant sa longueur ; la balle aplatie, comme dans le cas précédent, rebondit plus loin.

4° Sur un *barreau de fer rond* , le plus ordinairement, s'il n'a qu'un centimètre de diamètre, la balle l'incline, le courbe et le coupe , il reste légèrement incliné du côté opposé à celui où il a été frappé ; s'il a une épaisseur d'un centimètre 1/2 à 2 centimètres et que la balle ne le frappe pas par son axe, elle se réfléchit à droite ou à gauche suivant le côté du barreau qu'elle a frappé et s'enfonce dans le premier corps qu'elle rencontre, après toutefois s'être aplatie du côté où elle a touché le barreau.

5° Lorsque la balle rencontre l'angle d'un barreau carré de 2 centimètres 1/2 à 3 centimètres, elle se divise en deux ; chaque fragment conserve encore assez de force pour s'enfoncer à 1 ou 2 centimètres dans une planche voisine ; l'angle de la barre de fer n'éprouve aucun dommage.

6° *Sur une plaque, un tuyau de fonte, un vase, qui ont de 5 à 6 millimètres d'épaisseur et qui ne résistent pas à la balle.* Ce projectile produit des effets qui sont en rapport avec sa force d'impulsion, et qui sont en tout semblables à ceux qu'il détermine sur la diaphyse des os longs, sur le crâne et sur le bassin.

Dans un premier degré d'altération, la balle n'ayant pas assez de force pour traverser la plaque ou l'une des parois du tuyau, elle produit un enfoncement de la fonte dans une étendue égale ou un peu supérieure à son diamètre ; le disque enfoncé n'est pas seulement de la matière infléchie ; il est séparé par une félure circulaire du reste du tuyau, il fait saillie en dedans de celui-ci et il est lui-même, dans un grand nombre de cas, le siége de plusieurs petites félures qui traversent toute son épaisseur ; de telle sorte que, si on le détachait des parties qui le soutiennent, il se diviserait à l'instant en plusieurs fragments ; quelquefois même il part d'un des points de la circonférence de la dépression une ou deux félures qui s'étendent au loin. Quel est celui d'entre vous, qui a l'habitude des plaies d'armes à feu, qui n'ait observé un semblable enfoncement sur les os courts, les extrémités des os longs, sur ceux du crâne et du bassin où ils prennent le nom spécial de *fractures avec enfoncement.*

Dans un second degré, la plaque ou la paroi du canal touché est entièrement enfoncée, il y a un trou circulaire, une perte de substance, un peu plus grand que le diamètre de la balle et faite comme avec un emporte-pièce ; les parties circonvoisines ne sont pas déprimées, inclinées vers lui. Ce trou est taillé en biseau aux dépens des couches internes de la paroi, de telle façon que regardé par la face interne du canal, il est plus grand et moins régulier que du côté de la face externe ; fréquemment il est accompagné de félures. C'est absolument de cette manière que les balles entrent dans le crâne, dans le bassin, dans la cavité médullaire des os longs, comme vous pouvez vous en convaincre en jetant un coup d'œil sur ces pièces d'anatomie pathologique. La description qui convient à l'une est entièrement applicable à l'autre.

Dans un troisième degré, la balle ne s'est pas arrêtée dans la cavité du vase ou du tuyau, elle en est sortie en traversant la paroi opposée. Cette ouverture de sortie est deux ou trois fois plus large que celle d'entrée; elle est anguleuse, irrégulière, elle serait même à lambeaux sans la fragilité de la fonte qui ne jouit pas de la moindre élasticité: elle est taillée en biseau aux dépens des couches externes, plus large en conséquence en dehors qu'en dedans; c'est une disposition tout à fait inverse à l'ouverture d'entrée. Elle présente beaucoup plus souvent que celle-ci de longues félures.

Tous les caractères de cette ouverture se conçoivent parfaitement; elle est plus irrégulière parce que la balle a beaucoup perdu de sa force et de sa vitesse, plus grande parce qu'elle est produite tout à la fois par la balle déjà aplatie et par la portion de fonte qu'elle a enlevée sur l'autre paroi et qu'elle a entraînée avec elle. Quand le crâne ou un os long est traversé, l'ouverture de sortie ressemble beaucoup à celle-ci.

Et pour compléter la ressemblance du tableau, je dirai qu'autour de l'ouverture d'entrée, dans l'étendue de 3, 4 et 5 millimètres, la peinture qui recouvre ordinairement ces vases et ces tuyaux est enlevée par l'ébranlement et la commotion, de même que le périoste est détruit et décollé autour de l'ouverture qui a laissé passer une balle à travers l'os qu'il recouvre.

Si la balle, au lieu de frapper en plein, touche un des côtés du tuyau, elle lui fait une seule ouverture avec perte de substance, allongée et irrégulière. J'ai vu la même chose avoir lieu sur la diaphyse du tibia, du fémur et du radius.

7° *Sur une lame mince ou un tuyau de fer blanc, de tôle, de zinc, de cuivre.* — L'ouverture d'entrée n'est pas aussi nettement taillée que dans le cas précédent; ses bords et les parties du métal qui les entourent, sont légèrement déprimés, saillants en dedans; la rondelle enlevée n'est pas aussi grande. La ductilité et l'élasticité du métal font qu'il n'y a pas de fentes ou de fêlures, qui en partent pour s'étendre plus ou moins loin. C'est de cette manière que se laisse perforer la peau qui ne repose pas immédiatement sur les os. L'ouverture de sortie est plus large, plus irrégulière, le plus souvent sans perte de substance; les bords sont déchiquetés, inégaux, déjetés en dehors, quelquefois même assez recourbés pour être renversés sur la surface extérieure du conduit. Un plus ou moins grand nombre de fentes ou de fissures y aboutissent: c'est absolument ce qui a lieu, dans la grande majorité des cas, à l'ouverture de sortie d'un os spongieux qui a été traversé par une balle.

8° *Sur une plaque de fer doux, sans défaut, ni mélange de fonte, ayant de 4 à 5 millimètres d'épaisseur, mais n'ayant pas assez de force pour résister à une balle.* — Il y a une dépression cupulaire du diamètre de celui de la balle; au centre de la cupule, un trou qui est plus petit, de près d'un tiers, que le projectile. Ce trou est formé par la partie centrale de la balle qui a frappé la première et perpendiculairement la plaque; la dépression cupulaire par les parties latérales ou excentriques du projectile, qui ont été entraînées et ont glissé de dehors en dedans vers le centre et la partie postérieure de la balle qui s'est ainsi rétrécie et allongée, en passant par une *véritable filière.* Ce fait et cette explication sont tellement exacts que si un biscayen (fer contre fer) traverse cette plaque, il n'y a pas de cupule, il fait un trou égal à son diamètre. Au reste ce fait n'a rien de surprenant; c'est ce qui a lieu lorsqu'on tire à balle forcée avec une arme chargée par la culasse.

La connaissance de ce fait peut avoir une grande importance en médecine légale, comme nous le démontrerons dans une autre partie de ce travail.

Cet allongement et ce rétrécissement de la balle se produisent quelquefois dans l'économie.

Une lame de fer, large de 2 à 3 centimètres, épaisse de 5 à 7 millimètres; peut être coupée par une balle qui conservera encore assez de force pour courber une seconde plaque semblable. Je dois dire que je n'ai vu cet effet que sur des lames qui depuis longtemps étaient exposées à l'air libre, des lames de balcon.

9° *Si une balle frappe sur un angle métallique bien franc*, elle se divise en deux sans l'endommager d'une manière sensible, c'est ce que nous avons vu arriver sur l'angle tranchant du tibia, sur la partie externe de l'arcade orbitaire supérieure, sur l'angle postérieur et tranchant du rocher, etc.

10° *Sur une pierre dure, épaisse*, de marbre ou de granit. Si elle frappe :

A. *Vers le milieu :* Elle produit une légère dépression circulaire de l'étendue d'un décime, inégale dans son fond ; elle s'aplatit comme lorsqu'elle arrive sur une plaque métallique très solide, un peu moins régulièrement toutefois ;

B. *Vers un bord ou un angle de la pierre* avec la dépression précédente qui est un peu plus profonde, il se fait une fêlure qui va joindre l'angle ou le bord. Cette espèce d'altération se rencontre assez souvent, lorsqu'une balle ayant perdu une grande partie de sa force, frappe un de nos os volumineux, comme le tibia, le fémur, à l'union de la diaphyse avec l'extrémité.

C. *Sur l'angle lui-même.* La balle se divise en deux après l'avoir ébréché et fissuré. Quelquefois il y a de simples fêlures sans perte de substance. Je possède un cas semblable sur l'angle du tibia.

11° *Sur une table de marbre épaisse d'un à 2 centimètres.* — Si la balle frappe vers le milieu, elle produit un trou en infundibulum dont la sortie est une ou deux fois plus large que l'entrée. C'est absolument ce qui a lieu lorsqu'une balle traverse avec toute sa force le sacrum, l'os des iles, l'extrémité inférieure du tibia.

12° *Sur la pierre de taille.* — Si elle est endurcie par le temps, une longue exposition à l'air libre, les choses se passent presque comme pour la pierre de granit. Dans les conditions opposées, la dépression produite par la balle est plus profonde, plus large, plus irrégulière à son fond ; la balle moins aplatie, plus irrégulière et plus fréquemment divisée.

13° *Sur la pierre meulière.* L'empreinte de la balle est plus profonde et moins large ; souvent elle s'y loge sans se diviser ou à peine s'aplatir ; quelquefois se sectionne en deux sur les éperons qui séparent les enfoncements, les cavités intérieures que présentent ces pierres ; chaque moitié de la balle peut rester dans une petite loge particulière. On a vu, d'après Dufouart, des balles se loger ainsi dans les sinus maxillaires, frontaux et sphénoïdaux.

14° *Sur du plâtre.* — Suivant la consistance, la résistance des parties qu'il revêt, la force de la balle, celle-ci fait un trou plus ou moins profond, égal à son diamètre, ou une dépression en entonnoir dont la base regarde à l'extérieur.

15° *Sur des carreaux, des glaces.* — Tout le monde sait ce qui se passe ; si la balle a une grande vitesse, si elle frappe bien perpendiculairement, assez loin des bords, et si surtout ceux-ci sont maintenus dans un encadrement, ces corps sont traversés comme avec un emporte-pièce, avec ou sans fêlure autour du trou : c'est souvent ce qui a lieu aux os du crâne, aux os plats, là où ils sont minces, formés simplement de deux lames compactes, vitrées sans tissu diploïque ou spongieux intermédiaire, telle la partie centrale des omoplates, des os iliaques, des fosses cérébelleuses de l'occipital.

Si la balle, au lieu d'arriver perpendiculairement sur chacun des corps que nous venons d'examiner, y arrive obliquement, ici l'*angle de réflexion n'est pas égal à l'angle d'incidence*, à cause de la déformation qu'éprouve soit la balle, soit le corps sur lequel elle frappe, quand ils ne sont pas tous deux déformés.

Le plâtre, à cause de son peu de consistance, surtout si l'angle est très aigu, fait presque exception aux autres corps. La balle y trace un sillon égal à ses deux extrémités ou un peu plus large à son extrémité de sortie ; si l'angle est moins aigu elle fait un trou précédé d'un sillon.

Dans le cas de percussion oblique, à moins que la balle n'arrive sur des tuyaux formés de lames minces, dépressibles, c'est presque toujours elle qui est déformée.

Pour tant soit peu que le but soit oblique, les bal es se réfléchissent à dix ou douze pas de distance du côté de son inclinaison, et peuvent encore causer des lésions graves. Elles se sectionnent plus facilement que lorsque le but est perpendiculaire.

Effets physiques du choc sur des substances végétales et animales. — L'action et les altérations qui en résultent sont différentes suivant que l'on tire sur un arbre ou sur du bois sec.

1° Sur un arbre frappé perpendiculairement, la balle fait à l'écorce une ouverture égale et quelquefois un peu supérieure à son diamètre; l'écorce est très souvent détachée de l'aubier et légèrement soulevée, en éclats, dans le sens vertical surtout. Dans le bois on trouve un canal en forme de cône très allongé dont le diamètre est beaucoup plus petit que celui de la balle; ce n'est qu'avec difficulté qu'on peut y introduire une tige métallique du volume d'une plume ordinaire. Ce rétrécissement de la première moitié du trajet tient à ce que : 1° la plupart des fibres ligneuses qui étaient en dehors du centre de la balle ont été poussées par celle-ci, au moment de son passage, en avant et sur les côtés, la balle passée, elles reprennent leur direction verticale et leur position, d'où la diminution obligée du diamètre transversal du canal; 2° les fibres qui correspondaient au centre ou presque au centre du projectile n'ont été coupées qu'après avoir été distendues, courbées, poussées en avant; la partie qui était au niveau de l'axe du projectile a été seule enlevée, l'autre partie a repris sa position et a diminué d'autant le diamètre vertical.

Toutes les fibres n'ont pas été coupées à la même hauteur, plusieurs se sont ajoutées à la balle, et ont, en quelque sorte, augmenté son volume; elles jouent, par rapport aux fibres qui n'ont pas encore été divisées, le rôle du projectile; ainsi s'explique comment le fond du trajet est plus large que l'entrée, comment on trouve entre le fond et la balle des fibres ligneuses tassées, courbées qui embrassent le projectile dans leur concavité; comment les parois de ce canal sont hérissées de pointes, de petits filaments, d'espèces de villosités; toutes les fibres sont isolées les unes des autres et comme disséquées.

Si la balle, au lieu de s'arrêter dans l'épaisseur de l'arbre, a traversé, l'ouverture de sortie beaucoup plus large que celle d'entrée, est entourée d'éclats d'aubier et d'écorce détachés à différents degrés ; ce sont de véritables esquilles qui ont d'autant plus d'étendue qu'elles se rapprochent de la surface de l'arbre.

Lorsque la balle frappe obliquement vers un des points de la circonférence du tronc, elle fait, suivant qu'elle a touché à une distance plus ou moins éloignée de l'axe, une empreinte, une déchirure inégale ou un sillon dont l'extrémité de *sortie* est beaucoup plus large (2 ou 3 fois) que celle d'*entrée* et a une forme triangulaire.

La balle qui touche un arbre vert, le traverse, ou reste dans son épaisseur, n'est pas déformée ; il semblerait même que son mouvement de rotation soit considérablement diminué, ou arrêté, car on reconnaît souvent sur la face qui a frappé des petites portions d'écorce et, sur la face opposée, la teinte et la couleur noires qu'y a laissées la déflagration de la poudre. Quand le côté qui a frappé n'est pas taché par des petites portions d'écorce, il est dépourvu de l'enduit noir que je viens de signaler, il est même plus propre, un peu plus luisant que sur une balle qui n'a pas servi.

Si la balle avec laquelle on a tiré a déjà servi, si elle a été tachée, si elle est imprégnée sur l'un des points de sa surface de grains de terre, de plâtre ou de sable qui y ont fait une foule de petites empreintes irrégulières et cupulaires, ces empreintes ne sont pas effacées ni la terre entièrement enlevée.

Il en est de même sur une balle qui traverse de part en part le corps de l'homme, je m'en suis assuré par plusieurs expériences

On sait, sans que j'aie besoin de l'indiquer, combien tous ces détails peuvent être utiles en médecine légale.

Bois mort. — 1° Lorsqu'on tire sur des planches de bois sec tels que peuplier, sapin, chêne, acajou, etc., on a aussi un canal conoïde dont la base répond à la sortie, mais beaucoup plus irrégulier que dans le cas précédent ; l'irrégularité, l'étendue des éclats et de l'ouverture de sortie sont en raison directe de la densité et de la fragilité du bois, la balle est peu déformée, elle ne l'est pas du tout si c'est du bois de peuplier.

2° Si la balle frappe un morceau très épais de chêne, de palissandre, d'acajou, elle pénètre peu profondément et se déforme plus ou moins suivant qu'elle a pu ou non faire éclater le bois ; dans le premier cas elle se déforme davantage, une partie sous forme d'appendice, de lanière ou de lame s'engage dans la fente même.

3° Lorsqu'une balle frappe obliquement sur une planche, ses effets sont très différents suivant qu'elle saisit le bois en travers ou en long, suivant qu'elle pénètre ou ne pénètre pas.

Si une planche est saisie en long et très obliquement, suivant la direction de ses fibres, la balle y marque un sillon plus ou moins étendu (de 7 à 10 centim.), dont la hauteur est moindre que son diamètre et dont la profondeur a au plus de 7 à 10 millim. Les fibres qui ont reçu le coup sont enfoncées dans l'épaisseur de la planche, s'il n'y a qu'une empreinte longitudinale; s'il y a une véritable gouttière, elles ne sont pas entièrement séparées de la planche, elles sont seulement détachées par leur extrémité qui répond à l'entrée du sillon, elles forment à sa surface, comme à celle du bois, des lanières saillantes, longues et étroites courbées sur elles-mêmes, et en demi-cercle du côté où la balle les a frappées ; elles ressemblent jusqu'à un certain point à ces petites lanières minces et frisées que les menuisiers lèvent avec le rabot; quelquefois à force de déprimer le bois, la balle finit par entrer entre les fibres et par cheminer plus ou moins loin au milieu d'elles : dans ce cas sa surface se raye, se couvre de canelures et d'aspérités. Les canelures répondent aux fibres les plus dures et les aspérités aux plus molles

Si le coup a été porté moins obliquement et que la balle ait eu assez de force pour traverser, elle produit une fente longitudinale très longue avec des éclats beaucoup plus étendus du côté de l'extrémité qui répond à la sortie de la balle : l'entrée et le trajet sont obliques.

Lorsque ce projectile saisit une planche en travers, suivant le degré d'obliquité, il y laisse une simple et légère empreinte dont les deux extrémités sont à peu près semblables et terminées en queue de rat. Si l'obliquité est moins grande, l'empreinte à sa sortie est plus large et plus profonde qu'à son entrée, elle a la forme d'un ovoïde creux, divisé en deux suivant son grand diamètre ; la base n'excède pas le diamètre de la balle, elle est plutôt inférieure.

S'il y a un véritable sillon avec perte de substance, il a une forme triangulaire dont la base et la partie la plus profonde répondent à la sortie de la balle. La base du triangle n'est pas arrondie mais presque droite.

Si l'angle sous lequel la balle a frappé s'est rapproché davantage de l'angle droit et qu'elle ait eu assez de force pour traverser, les fibres qui forment le fond du sillon, sont enfoncées au niveau de la base du triangle et une ouverture oblique et comme fermée par une espèce de soupape est produite : il en résulte un conduit que l'on peut comparer, pour le bien faire comprendre, au canal inguinal.

Tous ces effets des balles sur les arbres et les planches s'observent dans l'économie animale, lorsqu'elles rencontrent des os, des cartilages ou des fibro-cartilages.

Le tort qu'a eu Dupuytren et quelques uns de ses disciples, c'est d'avoir appliqué ces données aux altérations que causent ces projectiles dans les parties molles. Pour juger par comparaison de celles de ces dernières, il fallait faire des expériences sur des corps qui, par leur nature et leur consistance, s'en rapprochassent le plus possible ; c'est ce que nous allons faire.

Effets physiques sur des substances d'une faible consistance. — Si l'on choisit pour but des corps mous, pulpeux, peu ou non fibreux dans leur structure, d'une consistance presque égale dans toutes leurs parties, et qui sous ce rapport se rapprochent du cerveau, du poumon, du foie, de la rate, etc., tels que des melons, des potirons, qui ont un volume assez considérable, la balle les traverse en faisant une ouverture d'entrée un peu plus large que ce projectile, légèrement déprimée en dedans, et qui présente quelques fêlures, une ouverture de sortie plus étendue, plus irrégulière que la précédente, et offrant plusieurs fragments déjetés en dehors, et quatre à cinq fissures. Si la balle frappe ces corps loin de leur axe, près de la surface, elle marque un sillon irrégulier qui n'est pas plus large à son entrée qu'à sa sortie ; les bords sont déchiquetés, inégaux.

En raison du peu de consistance de ces substances la force d'expansion, ou de pression latérale de la balle fait éclater et rejeter au loin la portion du fruit qui sur tout autre corps, plus consistant et plus fibreux, eût formé le paroi externe du trajet, de sorte que ces sillons ressemblent à ceux que marquent les biscaïens sur la surface du corps de l'homme.

Si l'on se sert de substances qui offrent une organisation et une consistance presque semblable, mais qui ont beaucoup moins de volume, par exemple, de grosses pommes, des pommes de terre, de betteraves, etc., la force de la pression latérale de la balle les fait éclater, et projette à une grande distance les fragments et le suc qu'elles renferment. C'est ainsi que se déchirent les reins, la rate, la surface du foie et le cerveau, lorsque la voûte du crâne est enlevée. Sur tous ces corps, petits ou volumineux, la balle dans toute l'étendue de son trajet, à une distance de 2 à 3 centimètres, a détruit leur organisation ; la substance est convertie en une pulpe mollasse, infiltrée de liquide, et dont la couleur est devenue plus terne, moins franche que dans les portions qui n'ont pas été commotionnées ; la plus légère pression sur elle en fait suinter le liquide.

Toutes ces lésions physiques et organiques que les projectiles produisent sur les corps que nous venons de citer sont fidèlement reproduites sur nos organes parenchymateux.

Action des balles sur les corps qui servent le plus souvent à la confection des vêtements. — Si l'on forme avec des lames ou des couches de carton, de linge, de drap, de cuir, une masse épaisse qu'une balle ne traverse qu'avec une certaine difficulté, les premières lames sont percées comme avec un emporte-pièce. Les bords sont un peu déprimés en dedans vers la masse, la balle a chassé et poussé au-devant d'elle les rondelles qu'elle a enlevées; les dernières couches moins soutenues ont été déprimées, enfoncées, et se sont déchirées par simple distension. Il est très rare qu'il y ait perte de substance ; quand elle existe, elle est peu considérable. Aussi la déchirure est inégale et saillante, à lambeaux flottants, en fente, en triangle ou en étoile, ces lambeaux rapprochés le trou est bouché. Cet effet est surtout manifeste pour le cuir. Si la balle ne traversant que deux lames de cuir avec un corps intermédiaire (1), fait une perte de substance, à la deuxième lame, on la reconnaîtra en ce que cette perte de substance y est moins étendue, que l'ouverture d'entrée est inclinée vers le corps intermédiaire, et présente sur la face opposée des éraillures et de petites fissures qui sont plus prononcées, plus constantes et accompagnées d'une dépression sur la face interne de la deuxième lame : ce caractère avec la saillie des bords en dehors ne permet pas de confondre ces deux ouvertures. Ces effets de balle ont, comme nous le démontrerons plus tard, une grande importance en médecine légale.

La bourre de soie, la ouate, l'étoupe, les cheveux, les poils, ne sont pas divisés par la balle; ils s'infléchissent, la coiffent, l'enveloppent et voyagent plus ou moins loin avec elle : ils peuvent même traverser avec celle-ci toute l'épaisseur d'un membre ou du tronc.

Aujourd'hui nous envisagerons la question sous son véritable point de vue chirurgical et pratique; mais avant de passer en revue les caractères particuliers de ces plaies sur les principales régions de l'économie où nous les avons observées, disons quels sont les caractères généraux sur lesquels on n'est pas d'accord, et quels sont ceux qui ont échappé à l'attention des chirurgiens. Lorsque, dans la dernière séance, j'ai parlé de lacunes à remplir, je n'ai pas voulu indiquer celles que les honorables collègues qui m'ont précédé ont

(1) Comme cela a lieu souvent chez les cavaliers, au pied, à la jambe, à la main, à l'avant-bras, et même au milieu du corps à cause du ceinturon.

sciemment laissées dans la discussion, mais bien de celles qui existent dans la science, et qui doivent, autant que possible, être comblées à cette tribune, instituée dans ce but.

On a longuement discuté devant vous la question de savoir laquelle des deux ouvertures, dans les plaies par armes à feu, *l'entrée* ou *la sortie*, était la plus grande?

La question ainsi posée, sans discussion, sans examen des conditions physiques et organiques qui modifient le diamètre des ouvertures, se réduit presque à un fait de chiffre et de simple curiosité; ce n'était pas ainsi que, selon moi, elle devait être formulée, mais bien de la manière suivante :

Existe-t-il des caractères différentiels et positifs entre les ouvertures d'entrée et de sortie des plaies par armes à feu. — Ainsi posée, elle devenait une véritable question de pathologie, de thérapeutique et de médecine légale.

Voici, messieurs, comment, dans l'état actuel, la science répond à cette question.

La plaie d'entrée diffère de celle de sortie en ce qu'elle est plus étroite, plus régulière, se rapproche davantage de la forme du projectile, est plus ecchymosée et gangrenée; qu'enfin ses bords sont enfoncés en dedans, tandis que ceux de la plaie de sortie sont saillants en dehors. — Il y a du vrai dans tout ceci, mais aussi beaucoup de faux; d'où la divergence, le désaccord entre les auteurs et les chirurgiens, et cela faute de s'être livré à un examen attentif et raisonné sur la qualité de l'arme, sur la manière dont elle a été chargée, la qualité, la quantité de la poudre, la nature et la forme du projectile, la distance à laquelle il a été lancé, sa force, la nature des vêtements qu'il a rencontrés, l'angle sous lequel il a frappé, et principalement l'organisation et la forme de la partie du corps qu'il a atteinte, etc.

Nous allons passer en revue chacun de ces caractères assignés par les auteurs aux plaies d'armes à feu.

§ I. Dimensions des plaies d'entrée et de sortie.

Je demande pardon à l'Académie de revenir sur ce sujet, mais pour qu'un débat soit bien et promptement jugé, il faut mettre sous les yeux des juges toutes les pièces du procès; autrement les avocats s'emparent des chefs d'accusation, et la discussion devient interminable. Nous allons donc, au risque d'entrer dans des détails qui pourront paraître minutieux à quelques personnes, tâcher de mettre l'Académie à même de juger cette question tant de fois débattue.

D'après les faits que nous avons observés sur le vivant, et les expériences que nous avons faites sur le cadavre, après avoir tiré un grand nombre de coups de feu, à une distance de dix, de vingt, de trente et trente-cinq pas, nous avons été conduit à diviser ces plaies en trois catégories.

PREMIÈRE CATÉGORIE. — *La plaie d'entrée est égale à celle de sortie.*

Il faut pour cela que les tissus qui répondent aux deux ouvertures soient également souples et doux, que la vitesse et la force de la balle soient à peu près les mêmes, au moment de son entrée et de sa sortie, qu'enfin il ne siège pas d'os sous la peau.

C'est ce que nous avons observé chez plusieurs de nos blessés aux parties antérieure, inférieure et latérale du col, aux flancs, à l'abdomen, aux fesses, à la partie antérieure et interne du bras, à la moitié postérieure des cuisses; nous avons même vu le tronc, traversé transversalement, nous présenter deux ouvertures qui offraient les mêmes dimensions.

DEUXIÈME CATÉGORIE. — *La plaie d'entrée est plus petite que celle de sortie*,

1° Quand la balle, en sortant, a perdu beaucoup de sa force, et rencontre des os immédiatement au-dessous de la peau; une balle entrée chez un de mes blessés, par la région sus-claviculaire, fit une ouverture égale à son diamètre; la plaie de sortie, qui siégeait sur l'épine du scapulum fracturé, était deux fois plus étendue.

2° Quand elle traverse et pousse au-devant d'elle des tissus beaucoup plus denses que ceux qu'elle a rencontrés en entrant comme ligaments, tendons, aponévroses, cartilages. Nous en avons observé des exemples sur des individus chez lesquels la plaie de sortie siégeait à la partie antérieure de la main, du poignet, à la partie antérieure et externe de la cuisse, vers la partie postérieure et interne de la plante du pied, etc.;

3° Quand elle chasse au-devant d'elle des esquilles. Nous en avons observé plusieurs exemples autour du genou, au calcanéum, à la jambe; il peut même, dans ce cas, pour une seule plaie d'entrée, exister deux plaies de sortie, l'une à côté de l'autre; c'est ce que j'ai observé à la cuisse, chez un nommé Wacsin, auquel il m'a fallu pratiquer l'amputation; l'une était produite par la balle et des fragments d'os, l'autre par un de ceux-ci seulement;

4° Quand la balle s'est aplatie, déformée en traversant les tissus. J'en ai vu un exemple bien remarquable sur un individu chez lequel la balle s'était déformée en glissant sur la face externe du tibia.

5° Quand, en entrant obliquement à travers des tissus souples et doux, elle ressort perpendiculairement par des tissus plus résistants. J'en ai vu un cas sur un individu chez lequel, au moment où il mettait en joue, une balle entra obliquement à un pouce au-dessous de la clavicule droite, au niveau de l'interstice pectoro-deltoïdien, et sortit perpendiculairement par le bord postérieur de l'aisselle, après avoir traversé le tendon commun des muscles grand dorsal et grand rond;

6° Quand la partie frappée par la balle est soutenue moitié par des chairs, moitié par des os. Dans ce cas, la plaie a une forme semi-lunaire et en soupape; la portion de la plaie qui est au niveau de l'os est faite comme avec un emporte-pièce, le lambeau détaché, franchement et nettement, flotte au bord de la portion qui répond aux chairs. Ce lambeau est enfoncé en dedans, il forme une espèce de valvule qui peut être saisie et ramenée sur la plaie. J'en ai observé deux cas bien remarquables, l'un au niveau de la crête du tibia, l'autre au bord inférieur de la troisième côte du côté gauche; la portion qui répondait aux muscles de l'intervalle intercostal était éraillée, offrait une fissure circulaire du diamètre de la balle, mais n'était pas détachée de la peau voisine.

TROISIÈME CATÉGORIE. — *La place d'entrée est plus grande*,

1° Lorsque la balle, en entrant dans l'économie, frappe sur un os résistant, dense et compacte, voisin de la peau et éloigné de l'ouverture de sortie. Si vers celle-ci il existait une portion du squelette, comme quand une balle traverse le crâne, ce serait l'ouverture de sortie qui serait la plus grande.

Nous avons vu l'entrée l'emporter sur la sortie dans des crconstances où la balle avait atteint la partie sous-cutanée et compacte du tibia, du péroné, du cubitus et de la clavicule. Dans ce cas, la peau n'est pas seulement percée, comme avec un emporte-pièce, elle offre plusieurs fêlures qui, de l'ouverture, vont en rayonnant à la circonférence.

Il ne faut pas croire qu'il en soit ainsi chaque fois qu'une balle rencontre un os en entrant; si celui-ci est mou, spongieux, comme le calcanéum, la rotule, l'extrémité supérieure, le tibia, l'entrée peut être égale à la sortie et même plus petite; c'est ce que j'ai déjà observé deux ou trois fois pour chacun des os que je viens de citer;

2° Lorsque la balle n'arrivant pas bien perpendiculairement rencontre sous la peau une aponévrose très épaisse, un tendon fort résistant qui l'ont, si je puis ainsi dire, fait hésiter et arrêter dans sa marche; j'en ai observé des cas sur des individus blessés au niveau du tendon d'Achille, de l'extenseur de la jambe et du biceps crural;

3° Lorsque le coup est tiré de très près, que la balle et la bourre entrent dans les parties et que la balle sort seule. Il en était ainsi sur un grand nombre de nos blessés, qui avaient été frappés lors de l'événement du ministère des affaires étrangères; les soldats étaient si près du peuple, que plusieurs furent obligés de reculer pour pouvoir ajuster. Il en fut de même lors de l'évasion des prisonniers des Tuileries. Peut-être ce fait suffit-il pour expliquer l'opinion émise à cette tribune par M. Velpeau, savoir, *qu'il pensait que l'ouverture d'entrée était le plus souvent la plus grande* (t. XIII, p. 1425). M. Velpeau a eu, en effet, un grand nombre de ces prisonniers à soigner, cinquante, près du tiers de la totalité de ses blessés;

4° Lorsque la balle entraîne avec elle des portions de vêtements, de la ouate, de la filasse, des boutons, des pièces de monnaie, etc., qu'elle abandonne pour sortir seule, et si surtout elle est entrée en traversant des tissus résistants, et sortie par des tissus qui offrent des qualités opposées;

5° Lorsqu'en entrant elle frappe obliquement sur un os, un tendon ou une aponévrose très forte, qu'elle n'a pas traversés, mais sur lesquels elle a glissé. Non seulement dans ce cas elle frappe de mort et enlève toute la partie de peau comprise entre elle et l'os, mais encore elle entraîne et déchire celle qui est au-devant et au-dessus d'elle; sans parler des fissures ou éclats, qui quelquefois viennent aboutir à cette plaie d'entrée. Je pourrais en rapporter plusieurs exemples : je me contenterai d'en citer deux. Chez un nommé Mougnot, la balle pénètre en frappant obliquement sur l'angle inférieur du scapulum, et sort par la partie antérieure du creux de l'aisselle, par une petite ouverture. Chez un autre blessé (Martin), la balle entre à un pouce au-dessous de l'angle inférieur du scapulum gauche, frappe sur la septième côte, et sort par la face antérieure du bord postérieur de l'aisselle, fait une petite ouverture, traverse ensuite la partie interne et supérieure du bras en produisant deux plaies d'égale dimension;

6° Lorsque la balle, après s'être aplatie en entrant ou dans son trajet, s'est divisée, et qu'il n'en est sorti qu'une petite portion; sur un lieutenant de la ligne soigné par mon honorable collègue, M. Robert, une balle frappe l'arcade orbitaire supérieure gauche, s'y divise en partie, continue son chemin, se subdivise de nouveau contre la base du rocher, la portion de la balle la plus voisine de la surface externe du crâne, s'échappe par une ouverture plus petite que celle d'entrée ;

7° Si le projectile est un corps irrégulier, une balle allongée, aplatie, armée d'un appendice ou d'une lame latérale, qui entre par son grand diamètre et ressort par le petit (1). Voilà certainement un trop grand nombre de cas dans lesquels la plaie d'entrée est plus grande que celle de sortie, pour qu'il soit permis de répéter cette proposition émise dans le dernier ouvrage qui ait été publié en France sur les plaies par armes à feu (2). « *Constamment la plaie de sortie est plus étendue, quoi qu'on en ait dit tout récemment encore, que celle d'entrée.* »

§ II. Régularité de la plaie d'entrée, sa configuration sur celle du projectile.

Ces deux caractères sont loin d'être constants et d'exister toujours au bénéfice de la plaie d'entrée ; ici encore on s'est trompé pour ne pas avoir assez tenu compte de la force du projectile de l'angle sous lequel il frappe l'économie, des différents tissus qu'il rencontre dans son trajet et des changements que ces tissus lui impriment; aussi, à l'occasion des altérations des os, prendrons-nous grand soin d'indiquer les modifications qu'ils impriment aux balles.

Voyons les variétés que ces deux caractères présentent :

1° Dans certains cas, les plaies d'entrée et de sortie offrent à peu de chose près la même régularité et la même conformation; les légères différences qu'elles présentent ne peuvent les faire distinguer l'une de l'autre, si surtout on les examine huit ou dix heures après l'accident, ou mieux encore le lendemain. Cela s'observe ordinairement lorsque la vitesse et la

(1) Je me suis assuré par des expériences nombreuses et très variées faites sur une cible et sur le cadavre, que les balles cylindriques, conoïdes armées d'une appendice frappent le but tantôt par l'une de leurs extrémités, tantôt par l'une de leurs faces, et d'autres fois obliquement. Deyeux, qui a dit que ces balles perçaient les tissus par une de leurs extrémités, n'avait probablement pas assez multiplié ses expériences.

(2) Jobert, *Des plaies d'armes à feu*, Paris, 1833, p. 12.

force de la balle sont presque restées les mêmes, que les tissus traversés ont présenté une égale résistance, que la balle n'a pas été déformée en traversant les parties, qu'elle est entrée et sortie sous le même angle. Ces cinq conditions se rencontrent assez rarement. Aussi, quand les plaies ont paru également régulières et conformées sur le projectile, c'est que le plus souvent elles n'avaient pas été examinées avec assez d'attention.

2° Elles peuvent être toutes les deux irrégulières et n'avoir aucun rapport avec la conformation du projectile, c'est ce que l'on observe lorsque celui-ci frappe obliquement des parties de peau soutenues par des os, des tendons, des ligaments. L'auteur que j'ai déjà cité se trompe encore lorsqu'il dit : « Ces deux plaies diffèrent toujours l'une de l'autre. »

3° La sortie offre plus de régularité que l'entrée, et se rapproche davantage de la forme du projectile, quand celui-ci, en entrant, a rencontré immédiatement sous la peau un os compacte qu'il a brisé, mais dont il n'a entraîné avec lui aucune portion : le tibia, le péroné, la clavicule, m'en ont offert des exemples. Les choses se passent encore de cette façon lorsque le projectile rencontre un tendon volumineux et résistant. Si on ajoute que dans ces conditions l'entrée est ordinairement plus large que la sortie; on sera porté, d'après les caractères que les auteurs assignent aux plaies d'armes à feu, à prendre cette dernière pour la première.

Dans ce cas, un excellent caractère distinctif c'est la dénudation immédiate de l'os ou du tendon du côté de l'entrée.

QUATRIÈME CARACTÈRE. — *Les bords de la plaie d'entrée sont déprimés, dirigés en dedans; ceux de la sortie saillants dirigés en dehors.*

Ce signe a de la valeur, il existe généralement dans les premiers moments qui suivent la blessure, mais l'élasticité et la contractilité des tissus ne tardent pas à ramener ceux-ci à leur position et à leur direction naturelle, et bientôt il disparaît. Il présente des variétés; le lendemain ou le surlendemain, lorsque l'inflammation traumatique éliminatoire s'est développée, il arrive souvent que les deux plaies sont saillantes et leurs bords renversés en dehors. Il peut même exister à la plaie d'entrée et non à celle de sortie, si la première et les tissus qui l'entourent se sont seuls enflammés. Suivant le moment où l'on est appelé auprès du blessé, ce signe peut donc manquer, exister aux deux plaies, ou seulement à l'une d'elles, et donner le change.

CINQUIÈME CARACTÈRE. *L'entrée est plus ecchymosée.*

L'ecchymose manque très fréquemment autour de l'une et de l'autre plaie, elle peut être plus forte à la sortie si la balle s'est échappée difficilement et à travers des tissus très vasculaires. Je pourrais en rapporter plusieurs exemples.

SIXIÈME CARACTÈRE. *La plaie d'entrée est gangrenée dans une plus grande étendue.*

Ce signe n'est exact que quand le coup a été tiré de très près. Il faut au reste que l'on sache que la gangrène manque très souvent dans les plaies d'armes à feu qui siègent sur les parties du corps qui sont à découvert. J'ai observé cette absence de la gangrène sur onze de mes blessés; la plupart avaient été atteints au visage, au col, aux mains; souvent on a pris pour la gangrène des tissus, la simple couleur noire que la balle dépose sur eux, ainsi qu'une couleur d'un gris ardoisé, formée par une couche de plomb. Dans mes expériences sur le cadavre, cette couleur noire et ardoisée existait souvent sur les tissus fibreux qui entouraient la balle.

La gangrène peut être très manifeste à la plaie de sortie, et à peine sensible à l'entrée. J'en ai observé un cas très curieux chez un nommé Adet.

De tous ces faits, il résulte que le meilleur caractère différentiel des plaies est celui-ci : *La plaie d'entrée* offre en général une perte de substance, celle de sortie une déchirure en boutonnière, en étoile ou en lambeau.

Je ne connais que deux exceptions, le cas où la partie du

corps par laquelle doit sortir la balle est appuyée contre un corps résistant (expériences sur le cadavre), et ce cas doit être excessivement rare, et celui où un membre peu volumineux est traversé de très près.

Lorsqu'on éprouve de la difficulté pour reconnaître la plaie d'entrée de celle de sortie, l'examen des vêtements ou de l'armure lève de suite tout incertitude; sur eux, *l'entrée est constamment* déprimée et avec perte de substance, la sortie est saillante et sans aucune perte de tissu.

Il est une question importante de diagnostic et de médecine légale que nous n'examinerons pas maintenant, parce qu'elle nous entraînerait trop loin, question que nous traiterons plus tard dans un travail spécial, c'est celle-ci: Une solution de continuité étant donnée, est-il toujours possible, d'après ses caractères et ceux généralement assignés par les auteurs aux plaies d'armes à feu, de déterminer si elle a été produite par cette cause ou par tout autre instrument vulnérant?

Configuration du trajet des balles. — Se basant à tort sur ce qui arrive lorsqu'une balle traverse un arbre, une ou plusieurs planches, Dupuytren et son école, M. Jobert, dans son *Traité des plaies d'armes à feu*, publié en 1833, ont répété que le trajet d'une balle est un cône creux canaliculé, dont la base répond à la plaie de sortie. M. Jobert ajoute même: « Or, si cela a lieu sur les solides, il n'y a pas de raison pour qu'il n'en soit pas de même pour les tissus vivants. » C'est là une grave erreur que nos dissections d'individus morts à la suite des plaies d'armes à feu, et nos expériences sur le cadavre, ne nous permettent pas de partager. Ce que ces chirurgiens ont avancé, est seulement et généralement vrai pour les plaies des os; mais c'est faux pour les plaies des organes splanchniques, pour celles qui traversent le tronc et les membres. Le grand nombre de tissus qui composent ces parties, les différences d'organisation, de consistance, de flexibilité, d'élasticité, de mobilité et de configuration qu'ils présentent, et sur lesquels, comme nous le dirons plus tard, les projectiles ont une action très diverse, font que le trajet d'une balle est un canal, ou, pour mieux dire, une cavité très anfractueuse, irrégulière, renflée en ampoule dans un point, rétrécie dans un autre, interrompue dans un troisième ou quatrième par des aponévroses, des expansions tendineuses des membranes, des ligaments interosseux, des intersections, des gaînes musculaires, des brides fibreuses, des tendons, des ligaments, des muscles, des portions de muscles, le périoste lui-même et les os. J'ai vu ainsi, à la partie supérieure de la cuisse, quatre ou cinq cavités se succéder, et communiquer entre elles par une ouverture ovalaire, circulaire, longitudinale, ou irrégulière, en étoile. Grande donc est l'erreur de ceux qui croient qu'on peut sonder et parcourir dans toute son étendue le trajet d'une balle qui a traversé un membre un peu épais, ou vers sa racine. Le cas dans lequel on réussit n'est qu'une rare exception. Le meilleur instrument pour cette petite opération est sans contredit une pince à pansement, qui peut en même temps servir à extraire un corps étranger qui serait resté dans la plaie.

Lorsque la balle est restée dans l'épaisseur des parties, la cavité qui la renferme est la plus large; elle contient des détritus des tissus que le projectile a traversés.

Anatomie pathologique des plaies d'armes à feu, ou mode d'action des balles sur les divers tissus et organes.

Voici ce que la dissection, faite sur des individus morts immédiatement après leur blessure, ou au bout d'un temps plus long, et sur des cadavres qui m'avaient servi à des expériences, m'a appris.

1° *Peau.* — La plaie d'entrée est presque constamment avec perte de substance; ses bords sont d'autant plus nets et franchement divisés, que les vêtements étaient peu épais: Celle de sortie est par simple déchirure, à moins que la partie du cadavre traversée ne repose sur un appui solide.

La rondelle, ou la portion de peau enlevée, se trouve dans le trajet, surtout si la balle n'a pas traversé; plusieurs fois il m'a été impossible de la trouver, soit que je l'eusse mal cherchée, soit que la balle l'eût entraînée avec elle hors de l'économie.

2° *Tissu cellulaire.* — Le *tissu cellulaire séreux* et les membranes synoviales, suivant leur consistance, leur élasticité, leur humidité, la force de la balle, s'allongent, coiffent celle-ci en membrane, et ne sont le siége que d'une petite ouverture ; quelquefois ils enveloppent la balle en doigt de gant à la manière d'un morceau de soie.

Le tissu cellulaire adipeux sous-cutané, du côté de la plaie d'entrée, se laisse traverser plus franchement; il présente une ouverture circulaire, dont le diamètre est supérieur à celui de la balle et de la plaie de la peau; il est entièrement et circulairement décollé de l'aponévrose d'enveloppe dans l'étendue de deux à trois centimètres. De sorte qu'il existe entre le tissu adipeux sous-cutané et l'aponévrose, une cavité ampoulaire. A la paume de la main, à la plante du pied, à cause des brides nombreuses qui réunissent le tissu adipeux à l'aponévrose, elle est plus petite et irrégulière.

On conçoit facilement le mode de formation de cette cavité, qui a cependant jusqu'à ce jour échappé à l'attention des praticiens. Le tissu cellulo-adipeux reste uni à la peau qui est poussée contre lui, mais l'aponévrose, plus résistante, poussée par la balle, abandonne ce tissu dans une étendue égale à la laxité des liens qui les attachaient l'un à l'autre : du côté de la plaie de sortie; l'ouverture est en général plus petite, moins régulière, et des lambeaux viennent embarrasser la plaie : quelquefois même ils font hernie entre ses bords. Il n'est pas décollé de l'aponévrose sous-jacente, mais celle-ci l'est des muscles qu'elle recouvre.

3° *Aponévroses.* Elles ont, comme tout le système fibreux albuginé, une très grande force de résistance, elles se dépriment devant la balle, la réfléchissent, la repoussent, la renvoient, si ce projectile n'a pas une grande force d'impulsion ou s'il ne les frappe pas perpendiculairement. Lorsque la balle les traverse, elle leur fait une longue ouverture longitudinale (en boutonnière) ou triangulaire, suivant qu'elles sont formées de fibres parallèles ou entrecroisées : il n'y a absolument que les fibres qui correspondent à l'axe de la balle qui soient déchirées ; aussi ces ouvertures sont-elles plus étroites que celles faites aux tissus voisins. Ce qui a lieu sur les aponévroses s'observe sur les expansions aponévrotiques des tendons.

La résistance des aponévroses et leur dépressibilité font que les tissus qui sont au dessous d'elles sont souvent contus, altérés et détruits dans une bien plus grande surface que si la balle n'eût pas été arrêtée par elles. Je pourrais en rapporter plusieurs exemples.

4° *Tendons.* Ce sont de toutes les parties de l'économie celles qui résistent le mieux : j'en ai vu atteints par des balles être entièrement ou presque entièrement dénudés, mais sans être coupés, par exemple, les tendons d'Achille, du long péronier latéral, du biceps crural, les quatre tendons du bord interne du jarret, les extenseurs, les fléchisseurs des doigts, etc.

Les causes pour lesquelles les tendons échappent pour ainsi dire à l'action des balles sont leur ténacité, leur flexibilité et leur élasticité, leur forme arrondie, leur mobilité, le poli de leur surface, l'enduit onctueux qui les recouvre, la laxité des tissus cellulaire, synovial et cellulo-séreux qui les entourent ; enfin la forme ronde de la balle et son mouvement de rotation. Pour qu'un tendon soit coupé, il faut qu'il soit pris axe pour axe entre la balle et un os très résistant ; sinon la balle le fléchit, l'entraîne avec elle, jusqu'à ce que les axes cessent de se correspondre, puis elle l'abandonne sans l'avoir divisé.

Pour qu'une balle traverse un tendon, il faut qu'il soit très large, que le projectile le frappe perpendiculairement et au milieu de sa largeur ; c'est ce que j'ai vu une seule fois sur le tendon commun du triceps crural et du droit antérieur de la cuisse, immédiatement au dessus de la rotule ; le trou était extrêmement petit, bien que la balle fût de calibre.

Si le coup est tiré de très près et que la balle pousse au devant d'elle des fragments osseux qui viennent heurter avec violence contre les tendons, ceux-ci sont arrachés à leur union avec les fibres charnues, mais non divisés ; c'est ce que j'ai observé trois fois, sur l'articulation radio-carpienne, sur la main et au bas de la jambe.

5° *Muscles.* Ils sont, après le tissu adipeux et les organes parenchymateux, les parties qui se laissent le plus facilement traverser et détruire dans une assez grande étendue autour du trajet de la balle ; non seulement toutes les fibres touchées sont divisées, mais encore celles qui les entourent ; et comme cette section ne se fait pas pour toutes au même point, comme ces fibres ne résistent pas toutes au même degré et de la même manière que le tissu aponévrotique auquel elles aboutissent, tissu qui remonte plus ou moins haut le long de chaque fibre charnu, il en résulte une plaie très anfractueuse qui n'a nullement la forme d'un canal.

6° *Tissu osseux et périoste.* La plupart des altérations qu'ils peuvent éprouver sont connues ; je ne parlerai que de celles qui, en raison de leur rareté, ont besoin d'être rappelées de temps en temps à l'attention des praticiens, ainsi que de celles qui n'ont pas encore été décrites.

A. *Le périoste et l'os peuvent être assez violemment frappés pour que la balle se déforme dans le choc sans qu'il en résulte de lésion grave.* Cela a lieu quand le projectile vient frapper obliquement un os dans un point où il est protégé par de forts tendons et des expansions aponévrotiques. J'en ai observé deux cas, l'un sur un nommé Mougnot sur lequel la balle s'était déformée en frappant obliquement contre la lèvre externe de la bifurcation supérieure de la ligne âpre et était venue s'arrêter en dedans de la partie moyenne de la cuisse où je l'ai extraite, en partie aplatie, sans arêtes franches ou rayures, comme quand une balle a ricoché ; au reste, il savait qu'il avait été tiré directement par une fenêtre; il fut guéri en peu de temps : l'autre, sur le cadavre; la balle tirée par moi était venue frapper obliquement sur l'insertion du tendon deltoïdien à l'humérus ; le tendon et les lames qui existent dans les divers faisceaux du muscle étaient disséqués presque aussi exactement qu'eût pu le faire un anatomiste ; l'humérus n'était pas lésé.

B. *Sillons.* Sur les os spongieux et les extrémités volumineuses des os longs ; ils sont le plus souvent égaux à leurs deux extrémités et presque sans éclats.

Sur les os compactes, sur la diaphyse des os longs, si la balle prend les fibres osseuses en travers, c'est-à-dire perpendiculairement à l'axe, le sillon est plus large à son extrémité qui répond à la sortie de la balle, et il y a ordinairement un éclat plus ou moins volumineux vers cette extrémité, et même le reste de l'os est quelquefois fracturé par la pression latérale de la balle. Si c'est au tibia, au cubitus ou au radius, cette fracture est ordinairement méconnue.

Si l'os est pris longitudinalement suivant la direction de ses fibres, le sillon est sans éclats, et aussi large à une extrémité qu'à l'autre.

C. *Plaies à une seule ouverture ou par enfoncement ;* la balle n'a pas traversé l'os. Voici, d'après plusieurs cas que j'ai observés, quels sont les caractères de ces plaies.

a. Le périoste et la membrane médullaire sont décollés tout au pourtour de l'endroit frappé dans l'étendue d'un centimètre à un centimètre et demi, d'où une *nécrose infaillible* qui rendra la plaie fistuleuse pendant un temps très long. Le trou fait au périoste peut être bien plus étroit que celui fait à l'os, si cette membrane est très épaisse, comme aux extrémités osseuses.

b. L'ouverture est taillée en biseau aux dépens des couches internes de l'os, d'où la difficulté d'extraire la balle pour peu qu'elle se soit aplatie ou qu'elle soit devenue irrégulière.

c. La balle a entraîné avec elle, et enfoncé dans la substance spongieuse de l'os, ou dans le canal médullaire, la portion de la paroi qu'elle a traversée. Cette portion osseuse est elle-même divisée en plusieurs fragments.

d. Ces plaies sont ordinairement accompagnées d'une fêlure qui s'étend plus ou moins loin le long de la diaphyse de l'os.

e. La balle est ordinairement déformée.

f. Enfin des lames de plomb plus ou moins étendues peuvent être enlevées de la balle, par le frottement que son mouvement de rotation lui imprime sur les aspérités osseuses.

Quatre causes s'opposent donc ordinairement à ce que ces plaies des os par enfoncement guérissent avec promptitude et facilité : le séjour de la balle, des esquilles, des lames de plomb enclavées entre les aspérités osseuses et la nécrose du pourtour de l'ouverture, sans compter la félure, qui peut à elle seule devenir l'occasion de divers accidents.

D. *Fracture par contre-coup des os du crâne.* Nous ne possédons guère dans la science que quatre ou cinq exemples bien authentiques de fracture de la lame interne sans fracture de la lame externe sur le point frappé; ceux observés par Tulpius, A. Paré, Delamotte, Borel et S. Cooper : le cas que j'ai observé sur un de mes blessés, le nommé Bourgouing, insurgé, est peut-être le seul que la science possède. Cet homme reçut, presque à bout portant, un coup de fusil chargé à petit plomb sur la protubérance occipitale externe, qui fut de suite mise à nu. Le périoste fut exactement enlevé; pas la moinde fracture apparente.

Mort vingt-cinq jours après. A l'autopsie, nous trouvons : 1° La protubérance occipitale externe nécrosée, mais sans fracture : un léger sillon éliminatoire commence à la séparer des parties osseuses environnantes; 2° une fracture irrégulièrement quadrilatère de la lame interne qui forme une espèce de soupape, tenant encore par l'un de ses bords ; 3° six félures aboutissant à la circonférence de cette fracture, sans aucune trace de leur existence sur la lame externe; 4° enfin trois félures occupant toute l'épaisseur de l'os dans des points autres que celui qui a été frappé; l'une, transversale, occupe la partie mince et compacte de l'occipital, comprise entre les lignes courbes supérieure et inférieure ; les deux autres, verticales, descendent à droite et à gauche le long de la crête occipitale externe jusqu'au trou occipital.

Il y a donc ici deux fractures par contre-coup bien différentes.

Une fracture avec félures circonvoisines de la lame interne, sans fracture ni fêlure de la lame externe, et trois fractures de toute l'épaisseur de l'os dans un point éloigné de celui qui a été frappé. Le malade n'a pas eu de commotion cérébrale, n'a pas perdu connaissance, n'a pas fait de chute, il est mort avec toutes ses facultés intellectuelles et sans paralysie.

E. *Fractures des os longs.* Il est un fait important de leur histoire qui paraît avoir échappé aux chirurgiens, et qui joue un grand rôle dans la marche, le mode de consolidation, le pronostic et le traitement de ces lésions, c'est celui-ci : par suite de l'ébranlement, du décollement du périoste et de la membrane médullaire, toute fracture d'un os long par arme à feu, à moins qu'elle n'ait été produite par une pression latérale de la part du projectile qui a frappé obliquement une des extrémités du petit diamètre de cet os, est suivie de la nécrose des extrémités des fragments, même dans les points qui n'ont pas été touchés. De là une suppuration de longue durée, des fistules, des abcès, des phlegmons, des érysipèles consécutifs, tant que les séquestres ne sont pas détachés et éliminés, enfin une consolidation par un mode tout particulier.

Je pourrais rapporter sept observations à l'appui de ce fait : cinq recueillies sur des fractures du fémur, la sixième sur le tibia, et la septième sur le radius.

Je ne saurais quitter ce sujet sans dire deux mots des esquilles qui n'ont pas été suffisamment étudiées.

Elles sont de deux espèces, les unes *libres*, les autres *adhérentes*.

Les premières, connues de tous les chirurgiens, doivent, relativement à leur situation, être divisées en deux variétés : les esquilles *sédentaires*, qui sont restées dans le foyer de la fracture ou immédiatement autour de lui, et les esquilles *transportées*, celles qui sont entraînées par le projectile, ou leur propre poids, à une distance plus ou moins considérable de la fracture. Elles ont été beaucoup trop oubliées; d'où une foule d'accidents qu'on ne savait pas s'expliquer. J'en ai trouvé à des distances vraiment considérables, par exemple, à la partie interne du creux du jarret, poussée par une balle qui, en pénétrant par la fesse gauche, avait entraîné une portion de l'ischion, et s'était arrêtée au creux poplité d'où je l'ai extraite : un mois plus tard, un abcès se développa dans ce point; je l'ouvris; il en sortit, avec le pus, une esquille spongieuse, irrégulière, et un petit morceau de drap qui y adhérait légèrement. Chez un autre malade, un fragment de l'extrémité supérieure de l'humérus avait été entraîné jusque vers le sommet de l'apophyse de la troisième vertèbre dorsale.

La deuxième espèce, ou *esquilles adhérentes*, offre cinq variétés, suivant qu'elles adhèrent : 1° aux os par une de leurs extrémités ou par un de leurs bords qui n'est pas fracturé dans toute son épaisseur et sur toute sa longueur; 2° au périoste; elles forment des espèces de soupapes mobiles qui peuvent être replacées à volonté; c'est surtout à l'ouverture de sortie des canaux pratiqués dans les os par les balles qu'on trouve cette variété; 3° à un tendon, celles-ci sont fréquentes autour des articulations; elles sont ordinairement entraînées par le tendon à une distance assez éloignée du foyer de la fracture pour ne pouvoir, en supposant qu'elles continuent à vivre, concourir utilement à la formation du cal; 4° à une lame, à une cloison aponévrotique; 5° à la membrane médullaire, aux vaisseaux et nerfs qui se rendent à cette membrane.

Ces esquilles ont subi des changements, dans leur position comme dans leur direction, qu'il est important de signaler : les unes n'ont plus de rapport avec les extrémités des fragments, et les parties qui les entouraient immédiatement, que par une faible adhérence; les autres sont entièrement retournées, la partie qui répondait à la face externe de l'os regarde le canal médullaire et *vice versâ.* Il en est beaucoup qui sont dirigées obliquement ou transversalement entre les fragments ou au milieu des chairs.

De toutes ces esquilles, la première et la seconde variété sont seules susceptibles de continuer à vivre et de contribuer utilement à la formation du cal; souvent même il arrive à celles-ci de se nécroser dans une certaine étendue; alors elles sont plus nuisibles qu'utiles à cette formation. Pour les autres, elles meurent toujours en totalité ou dans une partie de leur longueur ou de leur épaisseur; tantôt c'est la face externe qui est frappée de mort, tantôt la face interne ou médullaire. Ces esquilles, dans tous ces cas de mort, partielle ou totale, deviennent la cause d'une foule d'accidents.

Action des os sur les balles. Bien que plusieurs praticiens, et principalement les chirurgiens militaires, aient avec raison avancé, que non seulement les balles peuvent se déformer, mais encore se diviser contre les os, quelques chirurgiens modernes, et, entre autres, M. Jobert, semblent douter de la possibilité de cette division. Il dit : « Ce fait me paraît bien extraordinaire, car certainement la force nécessaire pour couper une balle en deux est bien plus que suffisante pour traverser et briser l'os auquel on fait jouer un rôle aussi peu probable. Mais des auteurs recommandables garantissent le fait, et comme un peu de foi ne gâte rien, je veux bien l'accepter. »

Afin que le morcellement, la division des balles contre les os soit désormais un fait bien acquis à la science, nous allons vous en citer et vous en montrer quelques exemples que nous avons recueillis avec soin. Voici une balle qui, en 1830, s'est divisée sur le bord postérieur de la base du rocher: aux événements de juin, j'en ai observé quatre autres cas : un sur la crête du tibia : la balle s'est divisée en deux, une portion est, comme vous le voyez, restée entre l'os et le périoste ; le tibia est fracturé par pression latérale ; deux sur l'arcade orbitaire supérieure, l'un appartient à un nommé Hocdé que j'ai vu à Saint-Lazare, la balle s'est divisée en deux : la voici ; la grande portion, qui a la forme d'une coquille, était allée se placer au fond de l'orbite, derrière l'œil; elle a été heureusement extraite par M. Humbert; l'autre à un nommé Bouvier, soigné par M. Robert, la balle s'est divisée en trois contre l'arcade orbitaire supérieure, le sphénoïde et le temporal ; enfin, chez une nommée Brochou la balle, tirée presque à bout portant, s'est divisée en trois fragments contre la clavicule, l'humérus et le scapulum. De plus, il faut que l'on sache que, très souvent, des lamelles plus ou moins étendues et irrégulières se détachent des balles dans leur froissement contre les os ; lamelles qui deviennent souvent la cause d'abcès.

7° *Lésions des vaisseaux.* Les veines sont plus souvent ouvertes et coupées que les artères ; mais comme l'écoulement du sang auquel leur blessure donne lieu est en général peu abondant et s'arrête spontanément, pour ne plus reparaître, leurs lésions ont à peine fixé l'attention des chirurgiens.

Les plaies des artères sont beaucoup plus rares. Ainsi sur cent cinquante et un blessés je n'ai observé que trois hémorrhagies ; une primitive, produite par une des branches de l'artère hypogastrique ; deux consécutives, l'une par l'artère carotide primitive près de son origine ; l'autre par l'artère récurrente radiale.

Dans les expériences que j'ai faites sur le cadavre, j'ai pu me convaincre de la difficulté que les balles éprouvent pour arriver à couper les artères ; sur vingt-cinq coups de fusil tirés sur un même cadavre une seule artère importante avait été coupée, l'iliaque primitive qui, comme on le sait, repose sur la dernière vertèbre lombaire et y est assez solidement fixée pour ne pouvoir se déplacer et fuir l'action de la balle. Dans toutes les autres plaies ces vaisseaux avaient été ménagés, bien que les balles eussent frappé sur leur trajet et eussent détruit les parties qui les entouraient ; sur un cadavre j'ai même vu une balle qui avait traversé d'avant en arrière la colonne vertébrale, en passant entre l'artère aorte et la veine cave inférieure, sans léser ces vaisseaux. Sur un autre sujet sur lequel j'ai tiré 12 coups de feu, une seule artère, la crurale, avait été coupée au point où elle repose sur la branche horizontale du pubis, qui fut elle-même broyée par la balle.

La rareté de la lésion des artères, leur résistance à l'action de la balle, dépendent de leur dépressibilité, de l'élasticité, de la flexibilité de leur tissu, de la texture fibreuse et feutrée de leurs parois, de leur forme arrondie; de la faiblesse de leur adhérence aux tissus voisins et de leur mobilité au milieu de ces tissus qui permettent à ces vaisseaux de se déplacer facilement : enfin, la situation profonde des artères d'un certain volume qui fait qu'en général les balles ne les approchent qu'entourées de parties molles et précédées d'un cône organique, sur le sommet duquel ces vaisseaux glissent facilement, pour se porter sur un des côtés de ce cône et éviter ainsi l'action directe du projectile. La forme ronde et le mouvement de rotation de celui-ci sont encore des conditions favorables.

Sur le vivant, il ne faudrait cependant pas croire qu'il n'y a lésion d'artère qu'autant qu'une hémorrhagie importante se manifeste, cet accident pouvant être prévenu ou arrêté par la déchirure inégale et frangée, l'allongement et l'escarrification de l'artère par la balle.

Lésions des nerfs. Très rarement ils sont coupés. Je n'ai encore pu constater, soit sur le vivant, soit sur le cadavre, qu'un seul cas de leur section, bien que j'aie vu beaucoup de plaies sur le trajet des nerfs, et beaucoup de trajets de balles divisés en deux par les nerfs radial, crural, poplités interne et externe, tibiaux antérieur et postérieur; tous étaient dénudés, quelques uns éraillés avec quelques filets arrachés, mais aucun n'était divisé. Leur commotion et leur contusion sont fréquentes, d'où paralysie immédiate, douleurs consécutives avec névrite, hypertrophie, et renflement fusiforme du nerf dans le point où il a été contus; en voici deux exemples recueillis, l'un sur un membre amputé, l'autre sur un individu qui a succombé, un mois et demi après la guérison de sa plaie, à une variole confluente.

Aussi la plupart des paralysies que j'ai observées en février et en juin commencent-elles, aujourd'hui 23 septembre, à disparaître : au lieu d'insensibilité, les malades éprouvent des douleurs sur les trajets des nerfs blessés.

Les nerfs résistent aux balles à peu près de la même manière que les artères; s'ils paraissent plus souvent lésés qu'elles, cela tient à ce que celles ci peuvent être atteintes sans qu'on ait lieu de s'en douter; tandis que pour les nerfs la plus petite lésion détermine des douleurs, de l'anesthésie, de la paralysie ou des convulsions.

Sur cent quarante-trois blessés par arme à feu, neuf ont eu des nerfs lésés, trois le nerf médian, deux le cubital, un le radial, un le crural, deux le tibial postérieur.

Je n'ai observé aucun cas de tétanos.

8° *Organes parenchymateux.* Les lésions varient à l'infini, suivant la force de la balle, la distance à laquelle le coup a été tiré, la manière dont la balle perfore les parois de la cavité qui les renferme et le point de visière qui a été frappé.

Les reins, la rate, qui sont des organes peu volumineux, sont en général comme broyés, ils sont inégalement déchirés; des fissures nombreuses s'étendent au loin sur la partie non touchée; des éclats et des lambeaux de ces organes sont projetés sur les parties voisines. Chose remarquable et tout à fait en opposition avec les effets physiques produits par une balle qui traverse un corps très dense et fragile; c'est que ces fragments, et l'irrégularité du trajet de la balle, sont en raison de la force et de la vitesse de celle-ci.

Lorsqu'une balle frappe un organe parenchymateux volumineux, comme le foie, le poumon, le cerveau, vers sa circonférence, elle produit des dégâts en tout semblables à ceux que je viens de décrire. Il semblerait que le liquide abondant que renferment tous ces organes parenchymateux, projeté au loin par l'action latérale de la balle, ait entraîné avec lui des portions de ces viscères. Si, au contraire, elle les pénètre par leur centre ou par un point plus ou moins rapproché de celui-ci, elle produit un canal irrégulièrement cylindrique et non conoïde, dont l'ouverture de sortie est à lambeaux irréguliers et saillants; cette ouverture est un peu plus large que celle d'entrée qui au foie offre souvent deux ou trois fissures qui vont se perdre dans la profondeur de l'organe.

Pour que le trajet de la balle offre cette forme d'un cylindre irrégulier, il ne faut pas qu'elle ait entraîné avec elle des fragments des parois de la cavité qui renferme l'organe traversé : or cela a lieu malheureusement trop souvent au crâne et à la poitrine ; dans ce cas, l'organe peut être littéralement broyé et projeté au loin, le poumon moins toutefois que le cerveau et le foie. J'ai vu pour une plaie produite par une balle *toute la masse encéphalique*, moins le cervelet, maintenue par la tente de la dure-mère, être projetée au loin avec la cavité crânienne; la contusion la désorganisa (1).

9° *Corps étrangers*. Bien que notre intention ne soit pas d'entretenir l'Académie des différents corps étrangers qui peuvent compliquer les plaies par armes à feu, je dirai cependant que ces corps, sans y comprendre les balles entières, les fragments d'os, de cartilage, les portions de tendons et d'aponévrose exfoliées, sont beaucoup plus nombreux et plus fréquemment la cause d'accidents qu'on ne le croit généralement. Sur 143 malades, 31 avaient des corps étrangers dans leurs plaies; c'est presque 1 sur 4.

5 de petites portions de balles. (Il n'est pas ici question de balles divisées et restées dans l'économie, sans ouverture de sortie.)

2 du petit plomb.

3 des portions de bourre.

3 — de chaussure.

6 — de drap et de chemise.

4 — de ouate et étoupe.

2 — de buffleterie.

1 une mèche de cheveux.

1 un grand nombre de soies de sanglier.

1 un morceau de fonte.

1 un petit fragment de bois.

(1) On pourrait presque dire : la liquéfaction du parenchyme de ces organes s'étend à plusieurs millimètres de profondeur sur tout le trajet du projectile.

1 un fragment de cuivre venant de la plaque de son schako.

1 un clou.

Beaucoup de ces corps étrangers furent cause de suppurations longues, abondantes : chez plusieurs, ils ne se présentèrent à l'ouverture de la plaie qu'au bout de deux ou trois mois ; sur d'autres ils furent cause de fistules, d'abcès, de phlegmon, d'érysipèle; chez un, d'accidents d'infection purulente.

Décès et causes de la mort. Sur 151 blessés nous avons eu 22 morts, à la suite de plaies par armes à feu ; c'est 1 sur 8 : cinq insurgés très gravement blessés sont morts presque de suite.

Nous allons faire connaître dans un tableau analogique, et par région, le nombre des blessés, la nature de la plaie, suivant qu'elle est simple ou compliquée, le nombre des morts et les causes de la mort.

RÉGIONS.		PLAIES SIMPLES OU COMPLIQUÉES.		NOMBRE DES MORTS.	CAUSES DE LA MORT.
Face	10	»		»	
Crâne	10	p. s.	5	»	
		p. c.	5	4	3 ont eu le crâne traversé, le quatrième a eu deux fractures comminutives, un ramollissement du lobe postérieur du cerveau, un abcès profond à la nuque sous l'occipital.
Col	4	p. s.	2	»	
		p. c.	2	2	1 a succombé à une hémorrhagie consécutive, l'autre à une miétite et une fracture de la colonne cervicale.
Poitrine	15	p. s.	8	»	
		p. c.	7	3	2 de pleuropneumonie et d'épanchement, le 3e d'abcès, de gangrène dans le trajet de la balle et la partie voisine et d'épanchement dans la plèvre.
Abdomen et hypochond.	6	p. s.	2	»	
		p. c.	4	3	Tous 3 de péritonite, les plaies étaient pénétrantes.
Colonne vertébrale lombaire	1	p. c.		»	
Bassin, organes génit.	9	p. s.	3	»	
		p. c.	6	3	2 par péritonite et inflammation phlegmoneuse des membres blessés, 1 d'hémorrhagie.
Épaules	9	p. s.	5	»	
		p. c.	4	1	D'une maladie antérieure du foie et du poumon, il était de plus couvert de contusions, de petites plaies de baïonnettes. *Insurgé.*
Bras	8	p. s.	3	»	
		p. c.	5	1	Par gangrène au bras.
Avant-bras	13	p. s.	4		
		p. c.	9	1	Par gangrène au sacrum et atonie.
Main	6	p. s.	1	»	
		p. c.	5	»	
Cuisse	14	p. s.	9	»	
		p. c.	5	2	1 Vaste plaie gangrenée et avec perte de substance, commotion générale, délire. 1 par résorption purulente (Ronet).
Genoux	6	p. s.	2	»	
		p. c.	4	»	
Jambes	16	p. s.	7	»	
		p. c.	9	2	1 mort de phlegmon, de gangrène et de delirium tremens. Tibia et calcanéum fracturés. L'autre de phlegmon à toute la cuisse, au bras, tibia traversé; humérus fracturé. *Insurgé.*
Pieds	5	p. s.	1	»	
		p. c.	4	»	Guéris sans accès.

Nous n'avons pas mis dans ce tableau deux individus qui sont morts, l'un de *variole confluente*, longtemps après la guérison de sa plaie; l'autre s'était suicidé afin de ne pas supporter l'amputation de l1 cuisse (c'était un *insurgé*).

On peut tirer de ces faits les conclusions suivantes, qui viennent confirmer pour la plupart des opinions émises dans la science :

1° Les plaies *pénétrantes* du *crâne*, de la *poitrine*, de l'*abdomen* sont très graves, en raison de la lésion des organes importants qu'ils renferment, et des membranes séreuses qui les tapissent ; la plupart sont mortelles.

2° Celles du *bassin* le sont moins, même avec lésion des organes qu'il contient.

3° Celles de l'épaule, du bras avec fracture de l'humérus ou du scapulum, de la cuisse ou de la jambe, avec fracture du fémur ou du tibia, le sont encore moins en elles-mêmes et en ce qu'on peut retrancher la partie désorganisée...

4° Celles de la *face*, du *col* (quand un des organes importants qui le traversent n'est pas intéressé), de l'avant-bras avec ou sans fracture, de la jambe avec fracture du péroné, de la main et du pied, guérissent en général sans compromettre la vie de l'individu et *sans amputation.*

Parallèle entre les blessés de février et ceux de juin :

En février, sur 30 individus atteints de plaies d'armes à feu, je n'en ai perdu que 3 (1 sur 10) :

1 de *péritonite*, atteint de trois coups de feu ;

1 d'*hémorrhagie consécutive*, atteint à la carotide primitive et à la trachée-artère ;

1 de *pleuro-pneumonie* contractée par imprudence le vingtième jour, atteint de balle au côté droit, avec fracture de la huitième côte.

En juin, sur 113 blessés, 19 sont morts (1 sur 6).

Le tableau suivant montre d'un seul coup d'œil les différences qui existent entre les blessés de février et ceux de juin, sous le rapport des régions atteintes, de la position dans laquelle ils étaient au moment de leurs blessures, et de la part qu'ils ont prise à l'action.

Régions des blessures.		Nombre.	Blessés par la face postérieure.	la face antérieure.	le côté.
Visage.	Février	1	1	»	»
	Juin	11	1	9	1
Crâne.	Février	»	»	»	»
	Juin	10	»	»	»
Col.	Février	3	2	»	1
	Juin	2	»	2	»
Poitrine.	Février	4	4	»	»
	Juin	9	2 dont 1 insurgé frappé le ventre à terre	6	1
Ventre et Hypochondre	Février	1	1	»	»
	Juin	3	»	3	»
Bassin.	Février	3	3	»	»
	Juin	3	1 insurgé fuyant.	2	»
Épaules.	Février	3	3	»	»
	Juin	5	1	3	1
Bras.	Février	2	2	»	»
	Juin	3	2 (1 insurgé.)	1	»
Avant-bras.	Février	1	»	»	»
	Juin	12	4 ont eu la poitrine blessée d'avant en arrière par la même balle.		
Main.	Février	»	»	»	»
	Juin	6	»	»	»
Cuisse.	Février	3	1	»	2
	Juin	11	1	7	3
Genoux.	Février	3	»	2	1
	Juin	4	»	4	»
Jambes.	Février	3	1	»	2
	Juin	13	1	9	3
Pieds.	Février	2	»	»	»
	Juin	3	»	»	»

2° Parce qu'en février je n'ai pas eu de blessés atteints de plaies pénétrantes du crâne et de la poitrine, mais une seule de l'abdomen; en juin, j'en ai observé deux de ces dernières;

3° La gangrène et les inflammations phlegmoneuses furent plus fréquentes en juin qu'en février.

4° En juin, des causes morales graves ont agi d'une manière très fâcheuse sur plusieurs malades.

La différence de la mortalité entre mes blessés de février

et ceux de juin dépend : 1° de ce que les premiers, qui provenaient de l'événement du ministère des affaires étrangères, ont en général été frappés par la face postérieure des corps debout, ou couchés à terre en pronation, ayant les pieds dirigés vers la troupe. Sur 30, 18 ont été atteints par derrière, 6 par le côté, 2 seulement par devant.

Traitement. En portant à la connaissance de l'Académie la manière dont nos blessés ont été traités, suivant que les plaies étaient simples ou compliquées, j'aurai occasion de passer en revue les principaux moyens généraux qui ont été employés dans les cas des plaies par armes à feu.

Plaies simples. Tous les malades sans exception ont guéri sans éprouver d'accidents sérieux. La conduite que j'ai tenue a été un peu différente en février et en juin.

En février, dans les premières vingt-quatre heures, avant le développement de l'inflammation, pansement simple, léger, peu serré, avec charpie et cérat; le membre fut toujours placé dans une position favorable, au cœur du sang veineux; ce soin, beaucoup trop négligé, est de la plus haute importance.

Lorsque l'inflammation traumatique et éliminatoire s'est manifestée, les mêmes moyens ont été continués tant qu'elle est modérée; devenue plus forte; nous avons eu recours aux fomentations fréquentes, aux cataplasmes tièdes ou froids; les cataplasmes ont été le plus souvent faits avec la fécule de pommes de terre.

Pas d'applications de glace, pas d'irrigations froides. Je n'ai pas eu recours à ce dernier moyen, non seulement à cause de la saison froide, mais encore et principalement parce que je n'avais pas à cette époque de plaies qui nécessitassent leur emploi.

Je ne fais usage des irrigations que dans les plaies dont l'étendue en surface et en profondeur peut être rafraîchie par leur action, et dans celles susceptibles d'étranglements, d'inflammations profondes, et de fusées purulentes; telles sont les plaies de la main, de l'avant-bras, du coude, du pied, de la jambe, du genou, qui présentent les conditions que je viens de signaler et se prêtent merveilleusement, à cause de la disposition des parties, à l'application de ce moyen.

Je n'y ai jamais recours pour les plaies de la moitié supérieure et de la racine du membre; le volume de ces parties et leur voisinage du tronc sont pour moi des contre-indications.

En juin, j'ai fait un plus prompt et plus fréquent usage des fomentations fraîches et de l'irrigation, parce que la température était beaucoup plus élevée, uniforme, et que j'ai eu à soigner un grand nombre de plaies qui requièrent ce moyen.

Je n'ai jamais employé la glace; l'atonie, l'ébranlement, la commotion et même la destruction des tissus qui sont le siége d'une plaie d'arme à feu, et l'état d'irritation général ou de prolapsus dans lequel sont habituellement les blessés, m'ont empêché d'y recourir.

Pas de sangsues, *pas de saignées*, à moins d'inflammations franchement phlegmoneuses et érysipélateuses, ou de complications viscérales.

Débridement. Comme moyen général préventif des accidents, il doit être rejeté. Nous ne l'avons que très rarement employé, et encore avons-nous attendu que son utilité se manifestât; ce qui n'a pas empêché la plupart de nos malades de guérir promptement. Ceux que nous avons perdus appartenaient presque tous à cette catégorie de blessés pour lesquels les partisans de cette méthode défendent d'y recourir. Il y a longtemps au reste qu'il a été rejeté comme moyen préventif. Léonard Botal, l'ami et le contemporain d'A. Paré dans son *Traité de la guérison des plaies d'armes à feu*, publié à Lyon en 1560, a énergiquement défendu d'avoir recours au débridement sans une absolue nécessité.

Malgré cette défense faite par un homme de mérite, les chirurgiens, et plus particulièrement les chirurgiens français, n'en continuèrent pas moins à débrider la plupart des plaies de cette nature; et ce précepte est encore donné dans un traité récent des plaies d'armes à feu : l'auteur, qui aujourd'hui paraît avoir complétement changé de manière de voir, dit, p. 35 : « Le traitement local est fort simple; tout se réduit à ceci : 1° débrider si les ouvertures sont trop étroites; c'est un principe dont on doit rarement s'écarter. » Plus loin, p. 36, il ajoute : « Ainsi donc, quoi qu'on en ait dit, le débridement étant par lui-même tout à fait innocent et pouvant éviter des accidents graves, on le pratiquera généralement. »

Cependant les chirurgiens anglais, et particulièrement Hunter, Hennen, Thomson, S. Cooper, n'ont cessé de s'élever contre ce moyen employé d'une manière générale, et ils ne le conseillent que quand les accidents de l'étranglement sont déjà commencés. Pour nos blessés nous n'avons pas poussé aussi loin notre répugnance pour ce moyen; nous l'avons employé pour les plaies qui siégeaient sur des régions pourvues de parties tendineuses et aponévrotiques, lorsqu'elles venaient à s'enflammer et que l'étranglement devenait imminent. Nous n'avons jamais attendu qu'il eût commencé.

En raison du mode d'action des balles sur les aponévroses et les expansions aponévrotiques des tendons, il est souvent nécessaire de faire le débridement, soit qu'il ait pour but de prévenir, de lever un étranglement, soit de faciliter la sortie du sang, du pus, des détritus organiques des corps étrangers, non suivant la direction de l'axe du membre et des fibres aponévrotiques, mais bien perpendiculaire à cet axe et aux fibres; l'indication peut alors être mieux remplie : dans ce cas, le débridement fait avec des ciseaux ou un ténotome doit porter uniquement sur le tissu aponévrotique; les tissus et organes voisins ne souffrent nullement de son application.

Injections légèrement détersives. Lorsque l'inflammation est tombée, des injections légèrement stimulantes avec de l'eau d'orge miellée, de l'eau et du vin, une légère décoction de quinquina, sont souvent utiles pour laver, déterger les foyers de la plaie, et faciliter la sortie du pus, des caillots, du détritus organique et même des corps étrangers qui, sans elles, peuvent séjourner longtemps dans la plaie. Je regrette de ne pas voir ce moyen plus généralement employé.

La réunion par première extension ne convient que pour certaines plaies d'armes à feu qui ne sont pas compliquées de gangrène, comme on l'observe, avons-nous dit, assez fréquemment pour les plaies des parties du corps qui sont à découvert.

B. *Traitement des plaies compliquées. — Hémorrhagies.* Qu'elle soit primitive ou consécutive, à quelques exceptions près, nous conseillons la méthode d'Anel qui nous a toujours réussi. Je sais cependant qu'un de nos honorables et savants collègues, M. le professeur Roux, a émis une opinion différente sur les hémorrhagies primitives pour lesquelles il conseille la méthode ancienne. Qu'il me soit permis, malgré l'estime profonde que j'ai pour la longue expérience de notre collègue, de ne pas partager sa manière de voir, à l'exception des cas dans lesquels les artères divisées sont visibles sur les bords ou dans le fond de la plaie, circonstance dans laquelle elles sont faciles à saisir, à isoler et à lier sur un point où l'on présume qu'elles sont saines.

Nous objectons à M. le professeur Roux, qui jusqu'à ce jour n'a pas eu à remédier à une hémorrhagie primitive :

1° Les faits : Dupuytren lia l'artère crurale avec succès par la méthode d'Anel ; à la même époque, M. le professeur Gerdy lia, en ma présence, à l'hôpital Saint-Louis, la même artère, à la région inguinale, pour une plaie de l'artère circonflexe externe ; le malade, qui avait, en même temps, une fracture du fémur au niveau du petit tranchant, guérit très bien. A la même époque et dans le même hôpital je pratiquai la ligature de l'artère tibiale postérieure, entre le tendon d'Achille et la malléole interne, pour une plaie de cette artère ouverte par une balle, sous la voûte du calcanéum ; et celle de l'artère radiale à son tiers supérieur, ouverte par une balle à la partie moyenne de l'avant-bras : toutes deux arrêtèrent définitivement l'hémorrhagie.

2° L'état des parties molles qui sont broyées, confondues dans une seule et même teinte, souvent rendues méconnaissables par la gangrène et dont les rapports anatomiques sont changés, au point que très souvent sur le cadavre même on a de la peine à distinguer et à trouver les vaisseaux et les nerfs.

3° Comme on ne peut pas encore savoir quelle sera l'étendue de la gangrène, il pourrait se faire qu'on appliquât la ligature sur une partie du vaisseau déjà gangrenée ou qui doit se gangrener.

4° La crainte d'une hémorrhagie consécutive en plaçant une ligature sur le bout d'un vaisseau qui séjourne au milieu du pus et de tissus enflammés.

5° Celle d'aggraver les désordres locaux par une opération difficile sur des tissus déjà malades et dans un état d'attrition voisin de la gangrène.

Lésions des nerfs. L'observation, nos recherches d'anatomie pathologique et nos expériences sur les plaies par armes à feu nous ayant démontré que presque jamais les nerfs ne sont coupés, mais qu'ils sont le plus souvent contus, enflammés et hypertrophiés, nous avons eu recours, même dans la paralysie des muscles auxquels ils se rendent, à des applications de sangsues, à des vésicatoires sur le trajet des nerfs lésés, et ordinairement nous avons diminué, fait disparaître les douleurs et la paralysie.

Corps étrangers et esquilles. Nous dirons, avec M. Bégin et la plupart de nos collègues, que les corps étrangers doivent être extraits le plus promptement possible, chaque fois que l'on peut, par le toucher ou le cathétérisme, en constater la présence, reconnaître leur siége et l'obstacle qui s'oppose à leur sortie. Voilà la règle générale, quelques rares exceptions peuvent seules empêcher le chirurgien de se conduire ainsi. Les accidents que peuvent déterminer ces corps sont trop nombreux et variés ; ils prolongent pendant un temps beaucoup trop long la durée de la plaie, qu'ils convertissent en véritable fistule, pour tenir une autre conduite.

Cependant, messieurs, vous avez entendu l'un de nos honorables collègues émettre une opinion presque entièrement opposée ; il vous a dit qu'il ne balançait pas à repousser l'extraction immédiate des corps étrangers comme inutile et comme dangereuse. Dans une autre partie de sa communication, il a ajouté que leur *innocuité* l'avait empêché d'aller à leur recherche.

Pour émettre et faire passer devant vous une semblable proposition, notre collègue s'est appuyé sur des faits que la science réprouve depuis longtemps, qui sont insuffisants ou rien moins que probants ; examinons-les.

1° Il rapporte deux faits tirés des mémoires de l'Académie de chirurgie, dans lesquels les chirurgiens firent des tentatives inutiles d'extraction pour des balles qu'ils n'avaient pas reconnues et dont ils ignoraient le siége : mais la chirurgie depuis longtemps déjà blâme une semblable conduite, qui n'est plus tenue que par les hommes qui ne possèdent pas les moindres notions chirurgicales. Il ne fallait donc pas citer ces faits pour prouver les inconvénients de l'extraction des corps étrangers.

2° On a cité quelques cas très exceptionnels dans lesquels des balles sont restées au sein de parties importantes, comme le poumon, le cœur, le bras, les os, sans causer immédiatement la mort ou des accidents graves. Ces cinq ou six cas cités par M. Jobert et auxquels on pourrait en ajouter beaucoup d'autres, même pour le cerveau, ne sont que de rares exceptions rapportées par les auteurs, pour prouver que la présence d'un corps étranger dans un organe très important n'est pas toujours incompatible avec la vie; mais, messieurs, il n'est jamais venu à la pensée de ceux qui les ont rapportés qu'ils serviraient, un jour, de base à un précepte chirurgical : la science ne doit pas être faite avec des exceptions ; à côté de ces quelques cas rares, on pourrait citer des milliers de faits dans lesquels la vie a été accompagnée de souffrances et d'infirmités, lorsque la mort n'a pas eu lieu.

3° Je ferai observer que notre collègue n'a pris ses exemples de corps étrangers restés plus ou moins longtemps dans l'économie, sans accidents graves, que parmi les balles ; c'est-à-dire parmi ceux qui, par leur forme et leur composition chimique, sont le moins nuisibles et le mieux supportés ;

4° Enfin, les faits observés par M. Jobert ne nous paraissent pas aussi favorables qu'il le pense à la proposition qu'il a émise, et qui eût dû être la conséquence de ces faits.

Sur 17 malades atteints de corps étrangers, il les a extraits de suite chez 3, parce que ces corps étaient immédiatement sous la peau ; reste 14 chez lesquels ils sont demeurés dans les parties. Sur ces 14 blessés, 3 seulement n'ont pas éprouvé de travail de suppuration, c'est-à-dire d'inflammation et d'abcès; 11 ont donc eu des accidents consécutifs; 3, de l'aveu de notre collègue, ont éprouvé des accidents sérieux, et un quatrième une inflammation limitée. Aussi, pour pallier la signification de ces faits, s'est-il empressé d'ajouter : « Il m'est impossible d'admettre que la présence de la balle ait déterminé ces mêmes accidents, et je les regarde comme dépendants de l'action immédiate du projectile déformé, et capable, par conséquent, de produire des accidents de cette nature. » Qui de vous ne sent tout de suite que si ces projectiles étaient déformés, c'était une raison de plus pour les extraire?

Esquilles. — Celles qui sont libres, qu'elles soient sédentaires ou transportées, doivent être enlevées aussi promptement et aussi exactement que possible, pourvu que ces opérations nécessitées pour leur extraction ne soient pas plus graves que les accidents qu'elles sont susceptibles de déterminer.

Je comprends difficilement comment on a pu émettre ici l'opinion que toutes les esquilles devaient être respectées, et n'être jamais enlevées. Émettre un semblable principe, c'est admettre qu'elles sont utiles dans la grande majorité des cas; ce n'est là, au contraire, qu'une très rare exception. Il n'y a guère d'utiles à la formation du cal que celles qui adhèrent largement aux fragments ou au périoste ; encore il leur arrive souvent de se nécroser dans une portion de leur étendue, elles sont alors au moins aussi nuisibles qu'utiles. Leur partie nécrosée est englobée dans le cal, et devient la cause d'abcès et de fistules interminables, ou bien par leur mauvaise direction, qui n'a pu être corrigée, elles blesseront les chairs ; toutes les autres meurent en totalité ou en partie, ne peuvent être d'aucune utilité, quoi qu'on en ait dit, et peuvent être la source d'une foule d'accidents très divers.

Nous ne poussons pas toutefois aussi loin que M. Baudens

le conseil d'extraire de suite toutes les esquilles, pour avoir une *plaie simple;* à part que les incisions nécessitées pour se comporter ainsi léseraient souvent des organes importants, ou seraient suivies d'accidents inflammatoires graves, ou même de gangrène, il est impossible de jamais convertir en plaie simple une plaie d'arme à feu, avec fracture comminutive, tout en supposant que les vaisseaux et nerfs principaux ne soient pas atteints, toujours une partie plus ou moins étendue de l'extrémité du fragment se nécrosera.

Fractures simples comminutives.

J'ai eu à soigner 38 cas de ces fractures, sans compter celles des petits os de la face, les plaies des os, telles que sillons, enfoncement, canaux intra-osseux, fêlures, etc.

Ces fractures étaient ainsi réparties :

Maxillaires inférieurs	2
Côtes.	3
Clavicule.	1
Scapulums et humérus.	4
Humérus seul.	3
Radius.	6
Cubitus.	1
Métacarpiens.	5
Phalanges.	3
Fémur.	4
Tibia.	2
Péroné.	3
Calcanéum.	1

Pour les fractures par pression latérale sans esquilles ou avec esquilles peu nombreuses, une fois le gonflement inflammatoire tombé, j'applique un appareil inamovible auquel je pratique une ou deux fenêtres pour les pansements et l'écoulement du pus.

Pour les fractures comminutives, une fois que les esquilles libres et les plus mobiles ont été enlevées avec ou sans débridements, comme l'indication la plus pressante était de prévenir l'inflammation phlegmoneuse, les abcès, les fusées purulentes, elles ont été soignées par les fomentations, les cataplasmes émollients rafraîchissants, une contention douce, non serrée au niveau de la fracture; les pansements ont été aussi rares que possible.

Nous n'avons fait aucune résection, nous pensons que cette opération ne doit pas être pratiquée immédiatement dans les fractures par armes à feu, parce qu'elles obligent à faire de larges et profondes incisions dans des parties molles déjà malades; parce qu'on ne sait pas au juste jusqu'où s'étendent les éclats et les fissures, même lorsque les os sont à découvert, le sang, le périoste s'opposent le plus souvent à ce que l'on reconnaisse exactement leurs limites; parce qu'on ne sait pas encore dans quelle étendue l'os est ou sera frappé de mort; parce qu'enfin le périoste et la membrane médullaire peuvent être décollés ou détruits beaucoup plus loin qu'on ne le soupçonne et qu'il n'est possible de le constater.

Il n'en est pas de même des *résections consécutives.*

Amputation. Je n'y ai eu recours primitivement que pour les fractures comminutives accompagnées de la destruction d'une grande portion de l'os et d'une altération profonde des parties molles, et secondairement pour 3 fractures seulement dont j'avais tenté la consolidation.

Pour les 38 fractures, la plupart comminutives, que j'ai eues à soigner, je n'ai pratiqué que 6 grandes amputations, savoir :

4 amputations de cuisses, 2 primitives, 2 consécutives, avec succès.

2 désarticulations scapulo-humérales, une primitive, une consécutive, avec succès. A l'occasion de cette dernière opération, je ferai remarquer que je ne l'ai jamais pratiquée que trois fois, et trois fois avec succès, ce qui vient à l'appui de l'opinion de M. Roux, qui pense que cette opération est moins grave que beaucoup d'autres amputations.

Depuis le mois de janvier, j'ai pratiqué à l'hôpital Beaujon 11 amputations qui ont été suivies de guérison, sans compter les désarticulations des doigts, des orteils, des phalanges. Ces amputations sont ainsi réparties :

5 amputations de la cuisse ;

2 désarticulations scapulo-humérales ;

2 amputations de la jambe, l'une sus-malléolaire, l'autre au lieu d'élection ;

1 désarticulation radio-carpienne ;

1 amputation d'un métacarpien et du doigt correspondant.

9 ont été pratiquées pour des lésions traumatiques, 2 pour des affections chroniques, une de la cuisse, une de la jambe.

Nous ne pouvons attribuer ce résultat exceptionnel qu'aux favorables conditions hygiéniques dans lesquelles se trouve notre hôpital.

Bien que ce nombre soit très insuffisant, il peut cependant servir à modifier l'opinion de notre savant collègue, M. Malgaigne, sur la gravité des amputations et sur la proportion de leurs revers.

Si notre collègue a eu un plus grand nombre de morts parmi ses amputés que les autres chirurgiens n'en ont eu, d'où les conclusions qu'il a, en partie, tirées contre les amputations, cela tient à l'insalubrité de l'hôpital Saint-Louis, dans lequel les érysipèles sont plus fréquents que dans les autres hôpitaux, et où l'on pourrait presque dire, que la pourriture d'hôpital est endémique tant elle y est commune.

La situation de l'hôpital Saint-Louis, au bas des buttes Saint-Chaumont, le voisinage du canal, de Montfaucon, d'une fabrique de noir animal, de la poudrette ; une fabrique de gaz dans l'intérieur de l'hôpital, l'éclairage avec ce gaz souvent mal lavé, les fuites que les tuyaux, fréquemment en mauvais état, laissent échapper, les linges grossiers souvent humides, mal lavés, qui servent, contre le gré des chirurgiens, aux pansements, sont, selon nous, les causes de cette insalubrité, sans parler de l'encombrement des blessés qui a existé en juin, et de l'odeur fétide que les lieux d'aisance exhalaient, encore naguère, dans certaines salles de la chirurgie.

Je n'ai pratiqué aucune amputation pour les plaies suivantes avec fracture :

Du poignet, 2 guéris.

Du radius, 6 guéris, bien que chez 5 malades la balle, en sortant de l'avant-bras, ait atteint les parois de la poitrine.

Du cubitus, 1 guéri.

De l'humérus seul 3, 1 guéri, 2 suivies de mort, chez un par phlegmon et gangrène, presque aussitôt après l'accident; chez l'autre, avec une fracture de l'humérus, le tibia avait été traversé, etc.

De l'extrémité supérieure de l'humérus et de la cavité articulaire du scapulum les chairs n'étant pas très malades, guéri. M. Jobert a aussi guéri un individu atteint d'une semblable lésion; Dufuart rapporte aussi un cas; ces trois faits diminuent la gravité du pronostic qu'on avait porté jusqu'à ce jour sur ces lésions.

Du péroné, 3 guéris.

Du tibia, 2. Les malades sont morts non amputés, parce qu'ils portaient d'autres lésions mortelles par elles-mêmes.

Du genou, 3. 1 avec plaie à la rotule et sillon au condyle interne du fémur. Guéri.

1 fracture du condyle interne du tibia avec déchirure du ligament latéral du genou. Guérie.

1 que j'ai vu aux Tuileries dans le service de M. Richet, le genou droit avait été traversé d'avant en arrière, par une balle entrée immédiatement au-dessous de la rotule, à droite du ligament rotulien, sortie au milieu du creux du jarret. Guéri.

Si je rapproche ces trois faits d'un quatrième que j'ai observé en 1830, à l'hôpital Saint-Louis, et dans lequel la balle avait traversé le genou en passant par le centre de la rotule et de l'articulation, je penserai, avec M. Jobert, que toute plaie par arme à feu qui pénètre dans l'articulation du genou ne nécessite pas rigoureusement, ainsi qu'on l'a dit, l'amputation de cette partie.

Tel est, messieurs, l'ensemble des observations que nous avions à vous communiquer, et dont nous avons tiré les conclusions suivantes :

CONCLUSIONS.

Plaies par armes blanches.

Les plaies par coups de baïonnettes sont très rarement accompagnées d'accidents graves : la forme de l'instrument, son mode d'action, expliquent parfaitement cette innocuité.

Plaies par armes à feu.

1° La connaissance des effets physiques qui se passent entre un projectile lancé par l'explosion de la poudre à canon et les corps contre lesquels il frappe, éclaire le mécanisme, le diagnostic, les complications et même le traitement des plaies par armes à feu, et jette un grand jour sur la partie médico-légale de ces lésions.

2° L'action réciproque des balles sur les corps inertes et de ceux-ci sur les balles est absolument la même que celles de ces projectiles sur les diverses parties de l'économie animale. Les déformations qu'éprouvent les balles, les altérations qu'elles produisent sur des pierres, des lames, des conduits métalliques, des planches, des arbres, des branches, sont absolument semblables à celles qu'elles éprouvent, et produisent sur les os et certains tendons ; sur des corps organiques pulpeux, les effets sont les mêmes que sur les organes parenchymateux.

3° Les balles éprouvent une augmentation de calorique qui facilite leur déformation et leur morcellement; il est bien peu de balles qui traversent l'économie (à moins qu'elles ne rencontrent que des parties molles), sans être plus ou moins déformées;

4° On ne peut rien statuer de fixe sur l'étendue, la forme, la régularité des plaies d'entrée et de sortie qui, comme nous l'avons démontré, varient à l'infini, suivant une foule de conditions qui jusqu'à ce jour n'avaient pas été suffisamment étudiées, malgré leur importance diagnostique, thérapeutique et médico-légale;

5° L'ecchymose et la gangrène peuvent manquer; elles

peuvent même être plus prononcées à l'ouverture de sortie qu'à celle d'entrée;

6° Le meilleur caractère différentiel entre les plaies d'entrée et de sortie, c'est que la première est généralement avec perte de substance, la seconde avec lambeaux, et la saillie au dehors de tissus entraînés par la balle, tels que tendons, aponévrose, graisse, etc.

7° S'il y a perte de substance aux deux ouvertures, ce qui est au reste fort rare (à moins que le coup n'ait été tiré de très près, ou la partie traversée appuyée), il n'y a que l'examen des vêtements qui puisse éclairer d'une manière précise le diagnostic; celui-là ne trompe jamais.

8° Le trajet d'une balle, à moins qu'elle n'ait traversé un seul tissu souple, doux, homogène, comme le tissu adipeux, est loin d'être un cône canaliculé ou irrégulier, ayant sa base à la plaie de sortie: c'est une sorte de cavités anfractueuses, irrégulières; il y a ordinairement une cavité vers chaque extrémité du trajet;

9° Une balle peut se déformer, s'aplatir sur un os sans y produire de lésion apparente;

10° La plaie d'un os par enfoncement d'une balle dans son épaisseur, est de suite compliquée du décollement du périoste et de la membrane médullaire dans une plus ou moins grande étendue, de la nécrose de la portion d'os correspondante à ce décollement, d'esquilles, de la présence de la balle, de portions de balle et de fêlures;

11° Les os du crâne peuvent être sur le même sujet, et par suite de l'action d'un seul coup de feu, le siége de deux espèces de fractures, par contre-coup.

12° Les fractures directes par armes à feu, qui ne sont pas produites par la pression latérale de la balle, sont toujours accompagnées de la nécrose de l'extrémité des fragments, même dans les points où ceux-ci n'ont pas été touchés par la balle

13° Le morcellement des balles contre certaines portions du squelette ne peut plus aujourd'hui faire l'objet d'un doute. Très souvent de simples lamelles sont détachées de ces projectiles, et deviennent plus tard des causes d'abcès.

14° Pour qu'une artère soit coupée par une balle, en général, il faut qu'elle soit superficielle, qu'elle repose sur un plan solide, ou qu'elle soit fixée solidement aux parties voisines, et que la balle la saisisse par son axe.

15° Les nerfs résistent encore mieux à l'action des balles que les artères.

16° Les corps étrangers, d'après les faits qui nous sont propres, compliqueraient les plaies par armes une fois sur quatre.

17° Les plaies pénétrantes du bassin sont moins graves que celles de la cavité abdominale, de la poitrine et du crâne.

18° Les plaies de la face, du col, de l'avant-bras, avec ou sans fracture, de la jambe avec fracture du péroné, de la main et du pied, guérissent, en général, sans compromettre la vie et sans amputation.

19° Toutes les plaies simples par armes à feu guérissent à l'aide de pansements simples ordinaires, pourvu qu'on ait soin de maintenir dans de justes limites l'inflammation traumatique qui les accompagne habituellement.

20° Les irrigations employées dans ce but ne conviennent que pour les plaies qui siègent sur des parties peu volumineuses, tendineuses, aponévrotiques et éloignées du tronc.

21° Pas de sangsues, pas de saignées, à moins d'inflammations franchement phlegmoneuse, érysipélateuse, ou de complications viscérales;

22° Le débridement, comme moyen préventif général, doit être rejeté;

23° Les injections légèrement stimulantes et détersives sont souvent de la plus grande utilité;

24° Dans les plaies des artères par armes à feu, c'est généralement à la méthode d'Anel qu'il faut avoir recours, que l'hémorrhagie soit primitive ou consécutive;

25° Les corps étrangers, sauf quelques exceptions très rares, dans lesquelles leur extraction peut être plus nuisible que leur présence, doivent être extraits le plus promptement possible lorsqu'on a reconnu leur présence, leur siége et l'obstacle qui s'oppose à leur sortie spontanée.

26° La même conduite doit être tenue à l'égard des esquilles; il n'y a que celles de la première et de la seconde variété qui doivent être ménagées et replacées, c'est-à-dire celles qui adhèrent encore largement aux os ou au périoste : encore plus tard, sera-t-on souvent forcé de les extraire, parce qu'elles se nécroseront ou blesseront les chairs par leur mauvaise direction. Étant fréquemment entraînées par la balle, c'est principalement par l'ouverture de sortie qu'on doit chercher à en faire l'extraction.

27° Les résections primitives doivent être généralement rejetées;

28° La plupart des fractures de la cuisse nécessitent l'amputation primitive ou consécutive; on ne guérit guère sans cette opération que les sujets jeunes bien constitués, chez lesquels la fracture occupe le tiers inférieur de l'os sans esquilles nombreuses, sans délabrement des chairs, ni communication avec l'articulation du genou : la guérison exige des soins pendant sept ou huit mois, un an, et quelquefois plus, et l'on n'obtient souvent au bout de ce temps qu'un membre difforme et atrophié;

29° Après les fractures du fémur, celles du tibia sont celles qui nécessitent le plus fréquemment l'amputation, principalement lorsqu'elles sont à la partie moyenne, et sont compliquées de la fracture du péroné;

30° Les plaies pénétrantes de l'articulation scapulo-humérale, avec fracture de l'extrémité supérieure de l'humérus et de la cavité articulaire, sans autre complication, ne nécessitent pas rigoureusement la désarticulation : il en est de même de celles qui pénètrent dans l'articulation du genou sans être accompagnées de grands dégâts vers les extrémités osseuses.

IX. Communication de M. JOBERT (de Lamballe).

(Séance du 26 septembre 1848.)

Messieurs, les communications pleines d'intérêt et d'actualité qui ont été faites à l'Académie, m'engagent à lui présenter un résumé des faits qui se sont offerts, dans mon service, pendant les journées de juin à l'hôpital Saint-Louis.

Je commencerai par l'exposition des blessures les plus simples, et je terminerai par celles qui ont offert le plus de gravité.

Plaies d'armes à feu des parties molles. — Sur 97 blessures par armes à feu des parties molles :

83 sont sortis guéris,

3 sont à l'hôpital,

3 sont morts,

6 contusions par balles mortes,

1 entorse,

1 brûlure de la face et des mains par la poudre.

Sur ces blessures :

2 ressemblaient à celles que produisent les instruments tranchants,

10 étaient en gouttière,

12 en séton.

Voici les différences qu'ont offertes les ouvertures d'entrée et de sortie sur 29 plaies d'armes à feu ; les ouvertures d'entrée étaient rondes et régulières sur 23, rondes et ayant le double de largeur des précédentes sur 3, allongées et en gouttière sur 3 ; les ouvertures de sortie étaient rondes sur 7, et ayant les mêmes dimensions que les ouvertures d'entrée, irrégulières et larges sur 10, allongées sur 4, très rétrécies sur 2 ; 6 n'avaient pas d'ouverture de sortie.

Aucune des ouvertures faites par la balle n'a été débridée.

Plaies d'armes à feu de la tête. — 2 blessures par armes à feu ont été soumises à mes soins réguliers.

L'une intéressait seulement les parties molles du sommet de la tête ; elle était disposée en gouttière, et avait un peu plus de trois pouces de longueur.

L'autre intéressait les parties molles et les os.

La balle avait brisé l'apophyse orbitaire externe du fronta droit, à son articulation avec l'os de la pommette, pénétré dans l'orbite, et crevé l'œil. La fracture était comminutive, et les esquilles flottaient dans les parties molles de l'épaisseur de la paupière.

L'ouverture unique s'est gangrenée et le projectile n'a pas été recherché dans la cavité orbitaire. Le malade a guéri avec une consolidation parfaite des esquilles entre elles, si bien que la perte de substance qui aurait existé après leur extraction est, par le fait même de leur consolidation, complétement réparée.

Je ne ferai que mentionner un troisième malade qui a éprouvé une sensibilité morbide de tous les sens à la suite de la détonation de plusieurs coups de canon. Tout est rentré dans l'ordre par une saignée.

Plaies d'armes à feu de la face. — Dans les journées de juin j'ai eu 3 plaies d'armes à feu de la face à soigner.

Une de ces blessures s'étendait d'une aile du nez à l'autre; la cloison des fosses nasales avait été, bien entendu, traversée par le projectile. Les ouvertures d'entrée et de sortie étaient si régulièrement rondes qu'il fut impossible de les distinguer l'une de l'autre, elles offraient d'ailleurs les mêmes dimensions. Après la guérison les cicatrices étaient tout à fait semblables.

Les deux autres plaies intéressaient les parties molles et les os.

Chez un malade le coup de feu avait intéressé la joue et la mâchoire supérieure du côté gauche ; il y eut hémorrhagie consécutive, exfoliation des parties molles sans nécrose de la mâchoire supérieure, et la balle est demeurée dans les os de la face.

Chez un second blessé, il y eut fracture comminutive de

l'os maxillaire inférieur, déchirure de la lèvre inférieure qui formait deux vastes lambeaux. Le malade succomba au *delirium tremens*.

Plaies d'armes à feu du cou. — Deux plaies du cou ont été soumises à mes soins.

La première s'étendait en arrière obliquement d'un côté du cou à l'autre. Le trajet n'a pas suppuré.

La seconde occupait la partie latérale gauche du cou ; la balle avait fracturé l'os maxillaire inférieur, et avait été rendue par la cavité buccale. Ce malade est sorti quelques jours après son entrée.

Plaies pénétrantes de poitrine. — Dans mon service, hommes et femmes, sont entrées :

9 plaies pénétrantes de poitrines, dont

5 ont guéri, et

4 sont morts.

Chez tous il y a eu pneumo-thorax, épanchement de sang.

Sur 2 de ces blessés l'omoplate a été perforée.

La guérison a eu lieu avec déformation du thorax du même côté.

Plaies pénétrantes de l'abdomen. — Onze malades sont entrés à l'hôpital avec des plaies pénétrantes de l'abdomen. Sur ce nombre :

8 sont morts presque immédiatement après leur entrée,

3 sont guéris. Chez ces derniers les os des iles ont été perforés.

La plupart des coups de feu ont été reçus dans la fosse iliaque droite.

Sur 2 des blessés guéris, le trajet n'a pas suppuré, et sur le troisième il y a eu suppuration d'une partie et exfoliation d'une petite portion de l'os des iles.

Plaies d'armes à feu de l'épaule. — L'épaule a été blessée superficiellement ou profondément.

Sur 9 coups de feu, 7 intéressaient les parties molles, et 2 l'articulation scapulo-humérale. Je ne parlerai que de ces dernières.

Sur ces 2 malades, la balle a fait une double ouverture en brisant comminutivement la tête de l'humérus. Les ouvertures d'entrée étaient rondes, et les ouvertures de sortie larges.

L'un de ces blessés a succombé à l'infection purulente, et le second est en voie de guérison.

Plaies d'armes à feu du bras. — Sur 13 coups de feu reçus au bras :

4 ont intéressé l'os,

9 ont atteint seulement les parties molles,

2 des fractures étaient accompagnées de lésion de l'artère brachiale, de déchirure et de désorganisation des parties molles. — Sur ces deux blessés, la désarticulation de l'épaule a été faite, l'un a guéri et l'autre est mort.

Sur 2 le membre a été conservé, et cependant la fracture était comminutive. Les deux ouvertures d'entrée étaient rondes, et les deux ouvertures de sortie larges. La consolidation est parfaite, et la difformité est peu choquante.

Plaies d'armes à feu du coude. — Sur 6 plaies du coude :

5 ont été pénétrantes avec lésion des os et de la membrane synoviale. Sur ce nombre :

2 ont guéri avec ankylose incomplète, et

3 ont subi l'amputation. Parmi ceux-ci 1 a guéri et 2 sont morts, de tétanos et de *delirium tremens*.

Un de ces malades avait une ouverture d'entrée ronde, et une ouverture de sortie étroite.

Un débridement latéral.

Coups de feu de l'avant-bras. — J'ai vu 7 blessures de l'avant-bras, dont 4 avec fracture. Sur ce nombre il existait 2 fractures du cubitus, l'une était transversale et l'autre comminutive. Ils ont guéri sans appareil. Il n'y a pas eu d'exfoliation. Un débridement est devenu nécessaire sur l'un d'eux.

Un troisième malade était affecté de fracture du radius, en voie de guérison.

Un quatrième avait les os brisés comminutivement. La désarticulation du coude est devenue nécessaire. Il a guéri.

Coup de feu du poignet. — Le poignet d'une femme a été labouré par une balle qui a brisé le radius comminutivement, a ouvert l'articulation et a broyé les os du carpe. En voie de guérison sans amputation.

Coups de feu de la main. — Deux fractures des quatre derniers os du carpe se sont présentées à moi ; deux ouvertures d'entrée et de sortie. Les premières étaient rondes, les secondes étaient larges et irrégulières. Guérison peu difforme, sans exfoliation. Un abcès sur un malade, cal sans suppuration.

Un troisième blessé avait les deuxième, troisième et quatrième os du métacarpe brisés avec perte de substance, si bien que le second doigt pendait. Guérison.

Plaies des doigts. — Plaie en gouttière des deux derniers doigts de la main droite, brisure des phalanges, exfoliation. Guérison, pas d'appareil.

Coups de feu à la cuisse. — J'ai traité 34 blessures de la cuisse dont 8 avec fracture comminutive du fémur. Sur ce nombre : 2 ont guéri par cal secondaire.

Ces fractures existaient à la partie moyenne de la cuisse. Les ouvertures d'entrée étaient rondes et les ouvertures de sortie larges et irrégulières.

Restent 6 fractures, dont

2 ont exigé l'amputation,

2 sont morts d'infection purulente,

2 d'épuisement par la suppuration.

Plaies du genou par armes à feu. — 8 plaies par armes à feu de cette région ont été admises dans mon service.

2 de ces blessures existaient sans lésion des os et de la membrane synoviale.

Sur 6, 4 ont eu les os intéressés et l'articulation ouverte, 2 avaient seulement des plaies pénétrantes.

2 de ces plaies ont été suivies de la mort avec des symptômes typhoïdes.

3 blessés ont guéri avec ankylose incomplète, et 1 a été amputé de la cuisse. Chez tous ces blessés, les ouvertures d'entrée étaient rondes, et les ouvertures de sortie étaient irrégulières, excepté une plaie de rotule.

Plaies d'armes à feu de la jambe. — 36 blessés atteints de coups de feu à la jambe sont entrés dans mon service.

19 blessures intéressaient les parties molles, et

17 étaient compliquées de fracture des os dont 4 avaient de plus l'articulation tibio-tarsienne ouverte.

Sur ce nombre :

7 ont guéri, dont

6 sans amputation, et

1 après l'ablation de la jambe.

10 ont succombé à l'infection purulente, à la gangrène et à l'épuisement par la suppuration.

Sur 8 blessés, des débridements latéraux ont été faits pour des étranglements du membre.

Coups de feu au pied. — Sur 4 blessures du pied, 3 avaient leur siége dans les chairs seulement, et une intéressait le premier métatarsien qui avait été brisé comminutivement. Le cal est solide, il y eut seulement quelques petites portions d'os exfoliées.

Résumé des corps étrangers extraits ou non extraits. — Balles extraites immédiatement, 3. Elles étaient sous les téguments, et n'avaient subi aucune déformation.

7 balles ont été extraites consécutivement; 6 étaient déformées.

7 balles n'ont pas été extraites; sur ce nombre :

2 sont demeurées dans la poitrine,

2 dans la jambe,

1 dans l'os maxillaire supérieur,

1 dans l'orbite,

1 dans l'abdomen.

Corps étrangers autres que des balles, au nombre de 7.

1° Un morceau de bois (provenant de la crosse d'un fusil), extrait un mois après l'accident; 2° deux bourres extraites consécutivement; 3° deux morceaux de vêtement extraits consécutivement; 4° un couteau et une pièce de monnaie extraits primitivement.

Résumé des amputations. — 12 amputations des membres ont été pratiquées. Sur ce nombre :

4 ont été suivies de succès,

1 est en voie de guérison,

7 n'ont pas réussi.

Sur ces 12 amputés, 6 l'ont été immédiatement, et 6 consécutivement; 3 des premiers vivent encore, un seul de derniers a guéri, et un second est actuellement dans les salles de chirurgie.

Donc 4 amputations de cuisse, dont
3 morts,
1 en voie de guérison.
3 amputations du bras, dont
2 morts,
1 guéri.
2 désarticulations de l'épaule, dont
1 mort,
1 guéri.
1 désarticulation immédiate du coude, guéri.
1 amputation sus-malléolaire consécutive, mort.
1 amputation immédiate de la jambe, guéri.

Des résumés et des relevés qui précèdent, il découle tout naturellement certaines considérations sur la pathologie et la thérapeutique.

En ce qui concerne la pathologie, deux questions se présentent, la première est relative à la forme des ouvertures des plaies par armes à feu, et la seconde à rapport a la présence des corps étrangers au sein des tissus.

Autrefois, on connaissait aussi peu la nature des plaies par armes à feu que l'on avait peu apprécié la configuration de leurs ouvertures. C'est dans les temps modernes qu'on s'est occupé de cette question.

Après 1830, dans un travail que j'ai publié (1), j'ai, comme la plupart des auteurs, reconnu aux plaies d'armes à feu une ouverture d'entrée ronde, régulière, et à bords renversés en dedans, et une ouverture de sortie large, irrégulière, et à bords renversés en dehors.

Tous les écrivains reconnaissaient aussi, du moins pour la plupart, que le trajet parcouru par la balle offrait les mêmes altérations que les ouvertures d'entrée et de sortie, c'est-à-dire que l'on admettait que l'attrition déterminée par le projectile avait été aussi forte à l'intérieur qu'à l'extérieur. J. Hunter s'éleva contre cette manière de voir, et il développa une théorie qui n'offre pas le même degré de valeur

(1) *Des plaies d'armes à feu.* Paris, 1833, in-8.

que les faits qu'il avait observés. Il démontra que le trajet parcouru par la balle s'oblitérait souvent sans suppurer et sans subir d'exfoliation gangréneuse. D'après cela, il était évident que l'on ne pouvait pas comparer ce qui se passait dans le trajet de la balle à ce qui avait lieu aux ouvertures de pénétration et de sortie, qui étaient toujours le siége de suppuration et d'exfoliation gangréneuse. J'ai bien souvent eu l'occasion de vérifier la vérité des assertions de Hunter, et sur la plus grande partie des plaies des parties molles, j'ai vu le trajet de la balle s'oblitérer sans suppuration lorsque je n'avais pas débridé.

Il est facile, d'ailleurs, de se rendre compte de ce qui se passe alors, en réfléchissant que la balle amincit, désorganise la peau avant de la traverser. Les choses ne se passent certainement pas ainsi lorsque la balle parcourt l'épaisseur des parties molles; car alors elle les tasse, les déchire, les écarte, sans les désorganiser absolument comme pourrait le faire un instrument que l'on introduirait au sein des tissus vivants. On comprend qu'alors de la lymphe se déposant, les vides s'effacent et que l'oblitération arrive. Il y a cependant à cette règle des exceptions que je dois signaler. Lorsqu'un tendon ou une aponévrose ont été dépouillés de leur moyen de nutrition, ils se nécrosent et s'exfolient. Il en est de même du tissu cellulaire, qui se gangrène lorsqu'il a été pelotonné et rencontré par une balle aplatie. Dans ce cas, il y a suppuration du trajet.

Depuis les journées de juin 1834, j'ai réfléchi à la forme des ouvertures d'entrée et de sortie des plaies d'armes à feu, et j'ai eu l'occasion de m'assurer que les idées que je m'étais formées sur la forme des ouvertures des plaies d'armes à feu étaient loin d'être exactes. Des combats singuliers et les guerres civiles ne m'ont que trop mis à même de fixer là-dessus mon opinion. L'expérience a donc modifié ma première manière de voir, et les recherches que j'ai faites pendant les journées de février et de juin m'ont permis d'arrêter définitivement mon opinion. Eh bien! ainsi que je le fais connaître par mon relevé, on a pu comprendre que les ouvertures d'entrée et de sortie étaient rarement les mêmes, qu'elles variaient de forme à l'infini. C'est ainsi que tantôt j'ai rencontré l'ouverture d'entrée ronde et régulière, et l'ouverture de sortie large et irrégulière ; c'est ainsi que j'ai trouvé les ouvertures d'entrée et de sortie parfaitement régulières et ayant les mêmes dimensions ; c'est ainsi que j'ai vu l'ouverture d'entrée plus large que l'ouverture de sortie ; c'est ainsi, enfin, que d'autres fois j'ai vu l'ouverture d'entrée irrégulière et l'ouverture de sortie étroite. Enfin, il m'a été donné de reconnaître que, dans des cas rares, les plaies d'armes à feu représentaient des plaies par instrument tranchant. Tout cela est l'expression des faits et est bien différent de tout ce que l'on a enseigné jusqu'à présent dans les écoles.

Deux causes me paraissent rendre compte de ces variétés de forme des blessures par armes à feu.

La première est tirée de la forme de la balle et de ses dimensions ; la seconde est due à la direction imprimée au projectile lorsqu'il a rencontré le corps vivant.

Avec une balle aplatie et large, j'ai toujours vu coïncider une ouverture d'entrée et de sortie en rapport avec le volume du projectile. Dès qu'une balle s'est aplatie et élargie avant de rencontrer nos organes, elle produit une blessure qui, en tous points, offre des dimensions analogues à celles que présente le projectile. Cela est aussi facile à comprendre pour l'ouverture d'entrée que pour l'ouverture de sortie. Si une balle ronde arrive à la peau, elle produit une ouverture de même espèce ; et si, au contraire, elle y arrive large ou par ricochet, elle en produit une en rapport avec la déformation du projectile. Sans plus d'explication, on devra saisir tout de suite que si une balle se déforme seulement en rencontrant un obstacle sur son passage au sein des tissus, elle devra produire une ouverture de sortie en tout analogue à sa nouvelle forme.

Voilà pour la forme et les dimensions de la balle.

Il est certain que lorsque la balle rencontre nos organes à angle droit ou à angle oblique, elle produit des altérations différentes, et elle donne aux ouvertures d'entrée et de sortie des formes qui ne sont pas les mêmes. La balle rencontre-t-elle les parties molles à angle droit, elle les perfore, et il y a deux ouvertures semblables si le projectile ne rencontre pas sur son passage un pli de la peau qu'il pousse devant lui et qu'il jette au loin.

Le projectile rencontre-t-il un os, il peut le perforer net s'il atteint les parties spongieuses, et les ouvertures d'entrée et de sortie n'offrent pas une sensible différence. Je dois dire cependant que tout est à l'avantage de l'ouverture de sortie.

Lorsque le projectile rencontre obliquement les parties molles, il peut labourer la peau dans une certaine étendue et donner naissance à une plaie en gouttière, et s'il pénètre alors dans l'épaisseur du membre, l'ouverture de sortie est régulière tandis que l'ouverture d'entrée est large et irrégulière.

Le projectile lancé contre les extrémités osseuses peut les labourer et creuser une gouttière, lorsqu'il agit superficiellement. Si, au contraire, il pénètre profondement dans l'épaisseur de l'os, il pratique une ouverture d'entrée large en déjetant à droite et à gauche la substance osseuse, et il fait une ouverture de sortie qui est pour ainsi dire calquée sur la forme de la balle.

Le projectile rencontre-t-il très obliquement la diaphyse d'un os long, il se borne à produire une commotion et à en enlever une lamelle; le rencontre-t-il moins obliquement, il le brise en éclats.

Je termine ce qui a rapport à la forme des ouvertures d'entrée et de sortie, en disant que leurs dimensions sont en rapport avec celles de la balle et avec la direction imprimée au projectile.

La seconde question concerne les corps étrangers.

On a regardé les corps étrangers comme si nuisibles pour les parties avec lesquelles ils se trouvent en contact, qu'on a établi en principe leur extraction immédiate. Il faut remonter jusqu'à Celse pour trouver quelques données précises sur cette question. Dans un remarquable article sur l'extraction des traits, il parle de l'extraction des balles de plomb. Il dit de dilater l'ouverture faite aux parties pour extraire les corps étrangers avec plus de facilité, lorsqu'ils sont au milieu des chairs, et il ajoute qu'il faut appliquer la tarière lorsque le projectile a pénétré dans un os, afin, dit-il, de pouvoir pratiquer une résection et de réunir de la sorte deux ouvertures en une seule pour avoir plus de facilité à saisir le projectile avec les pinces. Depuis ce grand écrivain, on n'a pas enseigné autre chose dans les écoles. En France, on a inventé une foule d'instruments qui ne peuvent pas être d'une grande importance et qu'on fait bien de laisser dans l'oubli.

On abuse et on a grandement abusé de ce principe en voulant, sans s'occuper du siége de la balle, et sans s'inquiéter de la distance à laquelle le coup de feu avait été tiré, extraire le projectile. Il suffit de jeter les yeux sur le monument élevé par les soins de la grande Académie de chirurgie pour se convaincre de la vérité de ce que j'avance.

Il est dit dans les *Mém. de l'Académie*, que Guérin, appelé auprès d'un lieutenant du roi pour un coup de feu reçu au coude, dilata l'ouverture et fit des recherches vaines et inutiles. Ce ne fut que trois semaines après l'accident qu'il découvrit la balle entre la peau et le condyle interne de l'humérus.

Il est dit aussi dans le même ouvrage, qu'un autre chirurgien fut appelé pour un officier du roi à l'hôpital Saint-Sauveur. Il fit aussi des tentatives pour retirer une balle qui était demeurée dans le pied. Il fit souffrir beaucoup le malade en vain et ce ne fut que deux ans après que le projectile s'échappa par une ouverture qui se fit spontanément.

En Angleterre, les mêmes idées ont régné qu'en France, et on peut dire que John Bell a exactement renouvelé les mêmes principes que Celse pour l'extraction des balles. C'est ainsi qu'il dit d'agrandir l'ouverture des parties molles par le bistouri, et de l'os par une couronne de trépan.

Le grand John Hunter ne crut pas à cette nécessité absolue d'extraire les corps étrangers, et il ajouta qu'il les croyait plus inoffensifs pour les parties molles qu'on ne l'avait pensé jusque là.

J'avoue que je ne balance pas à repousser l'extraction *im-*

médiate des corps étrangers comme inutile et même comme dangereuse.

Comme Hunter, je regarde les corps étrangers comme presque inoffensifs pour les tissus avec lesquels ils se trouvent en contact.

Sur 17 corps étrangers j'en ai seulement extrait 3 immédiatement, parce qu'ils étaient placés sous les téguments, et 14 sont demeurés ensevelis dans l'épaisseur des organes. Deux raisons m'ont empêché d'aller à leur recherche.

La première était basée sur l'innocuité des corps étrangers sur les tissus, et la deuxième sur la difficulté de les découvrir.

Il était évident que pour les blessures graves que nous avons eues à soigner, il était dangereux de faire des tentatives d'extraction immédiate des corps étrangers, parce qu'il eût fallu pour les extraire découvrir leur siége. Or, on ne pouvait y parvenir que par le cathétérisme, et alors on s'exposait à rappeler une hémorrhagie arrêtée, à détruire des adhérences salutaires ou à perforer une membrane importante. Le résultat a prouvé que j'avais bien fait de ne pas faire des tentatives inutiles, attendu que les coups de feu ayant été tirés à une faible distance, les balles s'étaient éloignées de leur direction primitive et de leur ouverture d'entrée. D'ailleurs il a été très facile, après le dégorgement du membre, lorsque les parties avaient acquis leur mollesse, de découvrir la balle par le toucher, et cela était de toute impossibilité dans le principe, à cause de l'engorgement des parties.

D'un autre côté, il n'est survenu chez nos blessés, sur 3 du moins, aucun travail de suppuration, et ce n'est que sur 3 que des accidents sérieux d'inflammation sont survenus, et sur 1 une inflammation limitée. Il m'est impossible d'admettre que la présence de la balle ait déterminé ces mêmes accidents, et je les regarde comme dépendants de l'action immédiate du projectile déformé, et capable par conséquent de produire des accidents de cette nature.

Cette temporisation a été d'une grande utilité pour 7 malades; presque tous ont guéri sans subir l'extraction des corps étrangers, puisque leur présence n'a pas empêché la guérison, et puisque après ils n'ont causé aucun accident.

Je dis donc qu'il y a eu grand avantage à attendre, le projectile devant se présenter de lui-même après le dégorgement du membre, et cela sans avoir fait de tentatives inutiles et dangereuses. Il est très curieux d'entendre dire qu'un corps étranger est nuisible, et qu'il faut aller le chercher partout où il se trouve; mais où aller chercher une balle qui se dévie avec la plus grande facilité sur un tendon, sur un muscle, ainsi que l'a observé Levacher, et à la manière d'un rayon lumineux qui se réfléchit sur une surface polie? D'ailleurs, où trouve-t-on une balle lorsque le coup a été tiré à bout portant? car elle est toujours éloignée plus ou moins de l'ouverture d'entrée.

Les annales de la science ne rapportent-elles pas des observations qui prouvent que les balles peuvent demeurer un temps infini aussi bien dans les parties molles que dans les os, sans provoquer d'accident.

Murat rapporte qu'une balle est restée dans le sommet du poumon sans déterminer le moindre accident.

On sait qu'une balle est demeurée trois ans dans l'épaisseur du cœur sans amener de suppuration.

J'ai moi-même disséqué avec un de mes internes, M. Niobey, le bras d'un homme où une balle était demeurée pendant douze ans après la bataille de Waterloo.

Enfin des balles sont demeurées dans l'épaisseur des os sans y déterminer aucun accident.

En visitant la Hollande, j'ai vu une série de préparations très belles dans le musée de Leyde, qui toutes présentaient des projectiles qui n'avaient produit aucune altération de l'os.

La thérapeutique des plaies d'armes à feu, pendant longtemps, a été soumise au caprice de l'empirisme. C'est au temps, c'est au hasard, que sont dues certaines méthodes rationnelles qui ont actuellement cours dans la science. L'expérience n'est cependant pas d'accord entièrement avec les praticiens. On voit même des méthodes exclusives vantées et mises en pratique. Autant vaudrait dire, pour moi, que les inflammations aiguës doivent être traitées comme des inflammations chroniques.

Dans les plaies d'armes à feu, en effet, on trouve trois périodes distinctes.

L'une se caractérise par l'étonnement local et général du système nerveux, par la commotion, si on aime mieux. Toutes les fonctions ont perdu de leur plénitude et de leur activité.

Dans une seconde période l'inflammation se déclare et le trouble fonctionnel qui l'accompagne.

Dans la troisième période enfin, il y a détente et suppuration.

Il me semble impossible de se servir de la même médication pour des états si différents de la même maladie. Aussi les boissons aromatiques, le repos, les diffusibles, conviennent-ils exclusivement dans la première période.

Il en est tout autrement de la seconde période, que l'on doit attaquer par les antiphlogistiques et les réfrigérants, qui concourent au même but en enrayant, en modérant ou en arrêtant même à peu près complétement l'inflammation.

Les émissions sanguines abondantes conviennent surtout, et c'est principalement par les saignées générales qu'on y parvient; elles doivent être cependant proportionnées à la constitution, à la force du sujet, à son tempérament, à la gravité de la blessure et à l'importance de l'organe lésé.

Les réfrigérants qui ne conviennent pas à la première période conviennent surtout à celle-ci. J'emploie de préférence les cataplasmes, qu'on renouvelle à mesure qu'ils s'échauffent.

Dans la troisième période j'ai recours aux fortifiants pour soutenir les forces épuisées du blessé.

Les cataplasmes chauds et non froids conviennent à cette période.

Je n'ai pas vu que les irrigations convinssent à cette période de la maladie ; elles m'ont toujours paru refouler l'inflammation et exposer à l'infection purulente.

Ces généralités étant établies, je passe au débridement, qui a eu tant de vogue, et qui a été établi en principe. Le hasard a mis sur la découverte du débridement.

Jusqu'à présent on a beaucoup abusé de la dilatation des plaies, que je regarde comme dangereuse et inutile.

Bordenave, Gérard, Géraut, Canac, Lamartinière, Andouillé et Levacher, ont préconisé le débridement et l'employaient indifféremment pour les plaies de la tête, de la face, de la poitrine, de l'abdomen, et même des grandes articulations. C'est là véritablement une manie chirurgicale.

On aurait pu croire que l'expérience eût amené dans les esprits plus de modération ; malheureusement il n'en est rien. On voit, par exemple, l'illustre auteur de la *Pyrotechnie chirurgicale* conseiller le débridement pour donner à la plaie une autre forme, et afin de la rapprocher des plaies par instrument tranchant. Cette autorité a eu certainement une influence malheureuse sur la chirurgie militaire et civile.

Tous les chirurgiens ont donc été du même avis sur la nécessité du bridement, et ils n'ont différé que sur le *modus faciendi*. Les uns voulaient que l'on se bornât à scarifier la peau, les autres désiraient que l'on fît des incisions étendues, et Lamartinière prétendait qu'il fallait inciser toutes les parties ensemble, les muscles, les aponévroses et la peau.

En Angleterre, on a enseigné les mêmes principes dans les écoles. Benjamin Bell repousse les scarifications et il leur substitue l'incision de la totalité du trajet.

C'est encore au grand John Hunter que l'on doit de grandes recherches sur ce point de la science. Ce médecin s'élève contre ce principe, qu'il fut loin de regarder comme infaillible. Malheureusement son opinion ne fut pas adoptée, on continua et on continue encore à débrider.

Pour mon compte, je considère le débridement des ouvertures d'entrée et de sortie comme inutile et dangereux, parce qu'il n'avance pas la guérison, parce qu'il ne prévient pas l'étranglement puisqu'il n'existe jamais dans le trajet creusé par la balle, parce qu'il n'est jamais utile pour faciliter l'écoulement des liquides, parce qu'il ne favorise pas la chute des escarres, parce qu'il est douloureux, parce qu'il expose à l'inflammation du trajet de la balle, et parce qu'enfin, exécuté par une main inhabile, il peut donner lieu aux accidents les plus redoutables.

Si je repousse la dilatation des ouvertures des plaies d'armes à feu, il n'en est pas de même d'une autre espèce de débridement, que je crois nécessaire et indispensable lorsqu'il survient un étranglement réel. Malheureusement, cet accident n'est que trop fréquent. Dans les journées de juin, je l'ai observé sur 10 blessés. Il consistait dans une distension énorme de tout le membre, dans des douleurs atroces, l'agitation, l'insomnie, etc. Des incisions de 5 à 6 pouces qui comprenaient la peau et les aponévroses d'enveloppe ont fait cesser, comme par enchantement, tous les accidents, et je dois dire qu'il n'est survenu aucune trace de gangrène, d'inflammation diffuse, etc.

Je sais que l'on a reproché à ces incisions de déterminer des hernies musculaires. En supposant que cela arrivât, ce serait un petit inconvénient pour un si beau résultat; mais il n'en est rien, car le muscle se confond bientôt avec les lèvres de la plaie dans une cicatrice commune.

Il me reste maintenant à dire quelques mots d'une question grave et palpitante d'intérêt, je veux parler des fractures comminutives.

Anciennement, on s'accordait à regarder l'amputation comme nécessaire lorsqu'il existait une fracture comminutive des os longs, surtout lorsqu'elle avait son siége dans les environs d'une grande articulation où se trouvent les ligaments, les aponévroses, toutes parties auxquelles les anciens faisaient jouer un très grand rôle. On est peu surpris de voir les chirurgiens d'alors se décider à faire l'ablation d'un membre, lorsqu'on songe aux tristes résultats qui étaient la suite de blessures aussi graves, et d'une médication pour le moins aussi dangereuse.

A une autre époque, l'effrayante mortalité qui succédait

aux amputations fit sérieusement réfléchir les chirurgiens qui voulurent devenir conservateurs. Aussi, au lieu de mutiler, s'occupèrent-ils de conserver les membres par la temporisation. On voit, en effet, les chirurgiens oublier leur doctrine et leur théorie pour temporiser, et cette temporisation conduisit à éclairer les chirurgiens en leur apprenant à conserver les membres.

C'est dans ce temps qu'on vit un remarquable mémoire de Boucher s'imprimer parmi ceux de l'Académie de chirurgie, où il démontrait que beaucoup de membres qui auraient pu être conservés avaient été sacrifiés. Andouillé et Canac publièrent des faits qui ne laissaient rien à désirer.

A cette époque en succède une autre, c'est celle où se renouvellent des débats sur la nécessité de ne pas conserver des membres brisés sur les champs de bataille, l'amputation devant sauver plus de blessés que la temporisation. C'est assurément ici une chirurgie exceptionnelle, qui peut être incontestablement nécessaire, mais qui ne peut pas entrer dans la décision scientifique.

Enfin, à une dernière époque, qui est la nôtre et que l'on peut appeler l'époque des guerres intestinés, les chirurgiens s'efforcent de soumettre cette question à un nouvel examen. Il règne dans les esprits une incertitude qui pousse les uns à sacrifier le plus de membres possible, et les autres à la conservation.

Pour mon compte, je suis peu disposé à sacrifier un membre quand il s'agit d'une fracture comminutive seulement, car une grande lésion ne réclame pas toujours une grande opération. J'ai donc essayé de conserver les membres qui offraient des lésions pour lesquelles on avait proposé l'amputation.

Ainsi 1° les plaies pénétrantes, avec fractures de l'articulation du coude, ont été soumises à un traitement régulier lorsque le membre n'était pas désorganisé, et les malades s'en sont bien trouvés, puisqu'ils ont guéri avec ankylose incomplète.

2° Les fractures comminutives de la tête de l'humérus,

sans désorganisation des parties molles, ont été traitées par une méthode antiphlogistique énergique.

3° Les fractures du poignet, ainsi que celles de la main, ont été traitées de la même manière et avec un plein succès.

Sur deux de ces malades tout semblait réclamer l'amputation, et je dois dire que chez l'un d'eux les apparences étaient trompeuses.

4° Les fractures comminutives de cuisse, sans désorganisation des parties molles, ont été sans hésitation soumises à un traitement régulier, absolument comme j'aurais pu le faire pour une fracture de même espèce, déterminée par une autre cause.

5° Les plaies pénétrantes de l'articulation du genou, regardées principalement comme nécessitant l'amputation, ont été traitées par la position horizontale et par une médication antiphlogistique très énergique et les cataplasmes froids.

Ce traitement a été également employé, soit que les os fussent intéressés, ou que la membrane synoviale ait été seule ouverte. Trois malades ont guéri sur six, et on sait que John Bell avait défié qu'on lui montrât une guérison sur mille.

6° Les fractures comminutives de la jambe n'ont jamais été amputées lorsque les chairs n'étaient pas trop broyées, trop déchirées, trop détruites, lors même qu'il existait de nombreuses plaies et de nombreuses esquilles qui traversaient les chairs.

Que faisaient les membres de l'ancienne Académie de chirurgie et leurs contemporains lorsqu'ils étaient décidés à ne pas faire l'ablation du membre? Ils soutenaient le membre, appliquaient un appareil, saignaient largement, employaient les topiques émollients, faisaient de larges incisions auxquelles ils donnaient le nom de taillades, et procédaient à l'extirpation des esquilles. Cela fait, ils attendaient la guérison qui était toujours précédée de graves phénomènes inflammatoires, d'une abondante suppuration, de raccourcissement de membre et de difformité.

On a vu de ces malades être plusieurs années et même huit ans à guérir.

La méthode que j'emploie se rapproche de la précédente sous quelques rapports, et elle s'en éloigne sous d'autres. Comme ces grands chirurgiens, je fais faire de larges saignées, j'emploie les topiques, mais froids, pendant la période inflammatoire, et chauds pendant la période de suppuration.

Je n'extrais jamais les esquilles et je ne touche jamais aux ouvertures qui leur livrent passage, non plus qu'à celles qui ont été faites par le projectile.

De longues incisions, qu'on peut appeler taillades, sont pratiquées quand il y a étranglement le long du membre, jamais sur la fracture, et aussi éloignées que possible d'elle.

Le membre est soutenu dans un coussin-gouttière.

Par ce traitement je n'ai pas d'inflammation violente et diffuse ; je n'ai pas de consolidation difforme et trop irrégulière ; j'évite les nécroses étendues ; je n'ai que des exfoliations très peu considérables; je n'ai jamais de fausse articulation, et la guérison ne traîne pas indéfiniment comme par le précédent procédé qui expose :

1° A des inflammations diffuses ;

2° A de fausses articulations ;

3° A des raccourcissements, à des difformités ;

4° A la mort par suppuration ou autrement.

Voilà ce que j'avais à dire sur les fractures sans désorganisation des autres tissus ; mais lorsque les chairs ont subi une atteinte profonde, que les gros vaisseaux sont lésés ou non, que les articulations sont largement ouvertes, ou si la peau est largement décollée, il n'y a plus d'espoir que dans l'amputation.

Reste maintenant à établir si elle doit être faite immédiatement ou consécutivement.

Il me reste maintenant à dire quelques mots sur l'opportunité des amputations.

Depuis longtemps on s'est occupé de savoir s'il valait mieux amputer le malade immédiatement après l'accident, ou plus tard, et lorsqu'il avait supporté tous les accidents de l'inflammation et de la suppuration.

Les chirurgiens se sont rangés en deux catégories; les uns veulent qu'elle se fasse immédiatement, et les autres n'admettent la nécessité de l'ablation du membre que consécutivement.

Les débats qui se sont élevés à ce sujet entre ces chirurgiens n'ont pas encore cessé, et tous les jours on est à même d'assister à des discussions contradictoires académiques, ou de lire des ouvrages qui sont remplis de controverses, et qui ne laissent voir que l'incertitude et le vague.

Parmi les chirurgiens qui préfèrent l'amputation immédiate ou primitive, se trouvent les Ledran, les Thomson, les John Bell, les Larrey, les Boucher, et parmi les contemporains, je citerai M. le professeur Roux, etc.

Parmi les chirurgiens qui sont contraires à l'amputation primitive, on trouve des autorités non moins respectables. John Hunter, Percy et Faure ont soutenu qu'il valait mieux attendre, et ils ont admis en thèse générale que l'ablation consécutive était préférable à la mutilation immédiate.

On comprend combien un jeune chirurgien est embarrassé lorsqu'il se trouve au lit d'un malade et que l'amputation est tout à fait indispensable. C'est alors que toutes ses idées scolastiques se réveillent, et que, trouvant des opinions imposantes de part et d'autre, il tombe dans l'incertitude, incertitude dont les parents et le malade s'aperçoivent malheureusement.

On est effrayé lorsqu'on lit les dissertations qui ont paru là-dessus, et, comme chacun a rendu les faits favorables à son opinion, le lecteur a encore plus de tendance à tomber dans l'erreur. N'est-on pas frappé des bonnes raisons que Faure s'efforce de donner en faveur de sa théorie? et cependant on doit avouer que ses contradicteurs ne manquent pas d'arguments solides pour le combattre. S'il y a autant de divergence dans les opinions, ce n'est pas, je crois, parce qu'il est très difficile de porter un jugement, mais parce que la question n'est pas examinée sous toutes ses faces, et parce qu'on n'en saisit qu'un des côtés, ou bien encore parce qu'on s'en rapporte à une statistique brute qui peut faire tomber le praticien dans d'étranges erreurs, s'il ne fait tous ses efforts pour éviter l'écueil.

Faure, grand soutien de l'amputation consécutive, s'élève contre l'amputation immédiate, parce que dix blessés amputés consécutivement ont guéri, et il s'appuie sur les résultats fâcheux qui ont suivi les amputations des membres après la bataille de Fontenoy. Plus des deux tiers, en effet, des blessés ont succombé. Mais pour que l'on pût conclure contre l'amputation immédiate, il aurait fallu donner des détails sur les blessés, détails qui n'ont jamais été publiés. Il eût été important, par exemple, de savoir quel était l'état de santé du blessé avant l'accident, quelles étaient les complications qui ont pu survenir après. Il fallait aussi faire connaître s'il n'y avait pas d'autre blessure sur le sujet; s'il n'avait pas éprouvé de ces contusions qui, en apparence, ne laissent rien à l'extérieur, et qui cependant ne tuent que trop souvent le malade, au grand désappointement du chirurgien qui ne se doutait pas même qu'il y eût une grande lésion du poumon, du foie, de l'intestin, etc.

Ce n'est pas tout : pour que cette supputation eût quelque valeur, il aurait fallu faire connaître comment les blessés avaient été pansés; quel était leur genre de nourriture, et en quel lieu ils ont été définitivement mis pour recevoir les soins des opérateurs.

En un mot, un chiffre brut ne peut pas servir à établir un jugement; ainsi un nombre ne dit rien pour moi; car il ne signifie qu'autant qu'on sait ce qui a eu lieu avant, pendant et après l'opération.

Tout de suite je dirai que j'adopte l'amputation immédiate, et il s'agit, bien entendu, ici des cas où l'amputation est devenue tout à fait nécessaire. Mais sur ce mot immédiate, je désire m'expliquer, afin qu'on comprenne bien le sens que je lui donne; par là je n'entends pas une amputation faite immédiatement après l'accident, mais bien une amputation qui est pratiquée lorsque l'étonnement, l'abattement du système nerveux et la commotion ont disparu. Il me paraît indispensable et nécessaire que les grandes fonctions aient repris leur équilibre avant que l'on songe à pratiquer une grave opération. Aussi ai-je le soin de ne la pratiquer que le lendemain, le surlendemain, mais avant que l'inflammation ait débuté avec violence.

Il est fort utile, nécessaire même que le malade soit habitué à l'idée d'une amputation, et qu'on n'exige pas de lui une décision instantanée. Ce que les conseils et les avis n'obtiennent pas dans le premier moment, la douleur et la réflexion en viennent à bout. Dès que le péril paraît imminent au blessé il cède, et il se décide vite. Il n'en est pas de même quand il a souffert pendant longtemps, la longueur de la maladie lui a donné de l'obstination et une espérance trompeuse. Aussi voit-on des malades épuisés par la suppuration et la souffrance résister obstinément aux avis du chirurgien.

Les malades qui ont été amputés sous l'influence d'une commotion, du délire, d'un affaissement nerveux ont rarement résisté.

Pour que l'amputation immédiate réussisse, elle sera faite lorsque les grands centres organiques révéleront leur équilibre par le rétablissement de leurs fonctions. Sans cela, la perte de sang et le trouble qui ne manque pas de jeter dans le système nerveux une opération douloureuse ou non douloureuse hâte la mort.

L'amputation immédiate me semble mieux réussir parce que le sujet n'est pas épuisé par les accidents inflammatoires, la suppuration et l'absorption du pus. Le sang a conservé toute sa plasticité, et sous ce rapport il fournit mieux les éléments de l'agglutination que lorsqu'il a été altéré par la longueur de la maladie.

C'est ce que, du reste, l'expérience m'a démontré.

La plupart des malades qui ont des altérations qui nécessairement exigent l'amputation, succombent presque tous à l'abondance de la suppuration et pendant la période inflammatoire.

Les blessés qui ont pu résister à tant de douleurs et d'accidents souvent succombent peu de temps après l'amputation ou à des escarres, ou à la douleur qu'ils n'ont pas la force de supporter, ou à un surcroît de suppuration et de travail inflammatoire qui les épuise. D'ailleurs les réunions se font moins bien, ainsi que je l'ai dit plus haut, lorsqu'on ampute un malade consécutivement. Le plus souvent, en effet, la lymphe n'a pas assez de plasticité et elle se transforme en pus liquide, et voilà pourquoi alors les réunions par première intention sont si difficiles.

Il ne faut pas confondre les amputations secondaires pratiquées à la suite d'un accident ou d'une inflammation latente chronique. Il est certain qu'il y a une grande différence à établir sur ce point.

N'est-il pas arrivé à beaucoup de chirurgiens qui ont amputé des malades épuisés par la suppuration de les trouver morts le lendemain lorsqu'on avait tout espoir de les sauver? Ravaton rapporte qu'un individu amputé par lui succomba dans la nuit suivante.

Tout cela veut dire que les dix faits rapportés par Faure ne me paraissent pas du tout concluants et péremptoires contre l'amputation immédiate. Ces faits prouvent seulement qu'il avait choisi ses blessés, et qu'il est des hommes qui résistent aussi bien à la gravité d'une maladie qu'à une opération sérieuse.

Je ne terminerai pas sans dire que les amputations pratiquées dans la contiguïté m'ont toujours paru préférables à celles qui ont été faites dans la continuité, et que les amputations à lambeaux m'ont semblé préférables aux amputations circulaires.

X. Communication de M. BÉGIN.

(Séance du 26 septembre 1848.)

Messieurs, deux motifs me portent à demander la parole, et à solliciter de l'Académie quelques instants de bienveillante attention, à la suite des communications qu'elle vient d'entendre sur les plaies par armes à feu. Tout ce qui se dit dans cette enceinte exerce, dans une certaine mesure, une influence incontestable sur le monde médical. Il y aurait donc d'abord un grand intérêt, au point de vue de la science, à examiner, parmi les doctrines et les préceptes quelquefois contraires qui ont été exposés devant vous, ce que l'observation et l'expérience permettent d'adopter, ou conseillent de repousser, ou au moins d'ajourner jusqu'à plus amples informations. Mais à ce motif s'en ajoute un autre bien autrement immédiat et puissant pour moi. Dans les circonstances où nous sommes, il se pourrait que, dans un temps plus ou moins rapproché, on passât, sur les points débattus à cette tribune, du domaine de la spéculation à celui de la pratique la plus étendue. De grands avantages comme de très grands maux peuvent résulter de l'application judicieuse ou erronée qui sera faite de ce que vous avez entendu, car on y rencontre à la fois des perfectionnements réels et des retours fâcheux à des erreurs abandonnées avec raison. Dans cette conjoncture, j'ai cru, sans excès de présomption, pouvoir donner mon avis; il m'a semblé que mon devoir m'imposait la tâche délicate peut-être, mais certainement utile, de prémunir nos collaborateurs de l'armée contre des pratiques dont l'adoption serait féconde en résultats funestes, et de leur signaler en même temps les améliorations dont l'humanité doit se féliciter.

J'ai participé à l'exercice de la chirurgie militaire sur les plus vastes théâtres; j'ai été témoin et acteur dans ses pénuries et dans ses difficultés; j'ai vu suivre dans le traitement des plaies d'armes à feu des méthodes différentes, et il m'a été possible d'en étudier les conséquences; les cas fortuits, accidentels, dans lesquels l'art n'a pu intervenir, et qui montrent jusqu'où peut aller la puissance de l'organisme, et quelles sont ses tendances, ne m'ont pas manqué; honoré de la bienveillance, je pourrais dire de l'amitié de plusieurs des chefs les plus illustres de cette chirurgie des armées, la première de l'Europe alors, qui a conservé à la France un si grand nombre de ses enfants, j'ai pu recueillir ou comparer leurs traditions; enfin, comme plusieurs des membres de l'Académie, j'ai assisté aux événements glorieux ou déplorables qui ont ensanglanté Paris, et fait dans tous les rangs des citoyens de regrettables victimes, et ma position spéciale m'a permis, ainsi qu'ils le savent, de voir de près les hôpitaux de tous les ordres et les pratiques variées qu'on y a suivies.

Tels sont les titres qui peuvent justifier ma présence à cette tribune. Je n'ai pas le projet de revenir sur tous les points abordés depuis l'ouverture des communications qui vous sont faites; mon but est de ne toucher qu'à ceux qui se rapportent à la pratique.

Forme des plaies. — J'hésite à dire un mot de la forme des plaies faites par les armes à feu, tant ce sujet a été longuement et minutieusement traité. J'ajouterai cependant que je partage l'opinion de celui de nos honorables collègues qui a reconnu dans les plaies d'entrée une étendue, en général, plus considérable que dans les plaies de sortie. Cette opinion est la mienne depuis 1830, et je la professais, ainsi que le constate un livre publié sur la clinique de Strasbourg (1), il y a plus de dix ans. Quant aux autres caractères des ouvertures d'entrée et de sortie, il n'y a rien à ajouter d'important à ce qu'en ont dit les auteurs. Toutefois, ces caractères s'effacent presque entièrement lorsque les bourgeons celluleux et vasculaires se sont développés, et que la suppuration est parfaitement établie : souvent il est assez difficile alors de reconnaître l'entrée de la sortie. Mais ces caractères reparaissent à l'époque de la cicatrisation, et restent ensuite indélébiles. Je signale ce fait, parce que les questions de direction des coups de feu peuvent se présenter, en médecine légale, pour des cas de blessures anciennes, aussi bien que pour des cas de blessures récentes. Or, les cicatrices des ouvertures d'entrée sont toujours, à moins de circonstances spéciales dont l'expert aura à juger la vraisemblance, plus étendues que celles des ouvertures de sortie. Tandis que les premières se présentent généralement arrondies, blanches, souvent adhérentes ou enfoncées, les secondes ne consistent ordinairement qu'en une sorte de macule irrégulière, quelquefois perdue dans les

(1) *Clinique chirurgicale de l'hôpital d'Instruction de Strasbourg*, par P. Malle. Paris, 1838, 1 volume in-8.

plis de la peau, et qu'il serait difficile de distinguer si les blessés n'indiquaient leur situation. Jamais, ou presque jamais, celles-ci ne sont attachées aux tissus sous-jacents. Ces caractères s'expliquent par la perte de substance qui existe à l'entrée, et qui ne se produit pas, au moins généralement, à la sortie, où les tissus ne sont que déchirés.

Débridements. — Depuis quelques années la pratique des débridements appliquée aux plaies par armes à feu a été l'objet de critiques très animées, et il ne tient pas encore à quelques chirurgiens qu'elle ne soit entièrement proscrite. Je n'hésite pas à m'inscrire contre cette doctrine, qui, suivant moi, serait désastreuse dans son application générale. Pour qu'il n'y ait pas d'équivoque, je parle ici du débridement dit préventif, c'est-à-dire de celui qui est opéré en dehors des indications nées de la présence de corps étrangers, de fragments osseux, ou de toute autre complication des plaies. Suivant moi, le débridement peut et doit être appliqué à des coups de feu simples, par cela seul que ce sont des coups de feu.

Il ne faut pas, sans doute, débrider toutes les plaies par armes à feu ; personne ne l'a jamais soutenu ; mais, conformément aux règles établies à la suite de nos longues guerres, et que tous les chirurgiens de l'armée avaient adoptées, il faut débrider les plaies profondes des parties recouvertes par de fortes aponévroses, et à plus forte raison les plaies qui traversent ces parties : telles sont les régions latérales du rachis, la région de l'omoplate, l'avant-bras, la paume de la main et la plante des pieds, la partie externe de la cuisse, la partie antérieure et externe de la jambe. Là où aucune étoile fibreuse ne peut gêner le développement des tissus, le débridement est inutile ; j'ajouterai que par lui-même il n'est jamais dangereux.

On se demande comment une pratique si importante pour des cas qui sont si fréquents, du moins aux armées, a pu donner lieu à de si sérieuses controverses, et être de nouveau remise en question. Ainsi, vous avez entendu quelques personnes vous dire qu'il ne fallait *jamais* débrider dans la seule intention de le faire ; d'autres déclarer qu'ils débridaient *le moins possible;* d'autres assurer qu'ils considèrent le débridement comme étant *quelquefois utile*, et un dernier, enfin, reconnaître qu'il y a recours volontiers, et qu'il *a eu à s'en louer.*

L'adversaire le plus hostile du débridement fut J. Hunter (1), dont la chirurgie anglaise vénère avec raison la mémoire. Mais je dois le dire tout d'abord, je ne connais pas de livre plus dangereux, plus rempli d'erreurs capitales que celui de Hunter sur les plaies par armes à feu. Esprit éminent d'ailleurs, on ne s'explique les aberrations dans lesquelles il est tombé, que par le défaut d'expérience personnelle suffisante. Il n'avait paru, en effet, qu'un instant à l'armée, au siége de Belle-Isle, en 1761; en 1762, il alla en Portugal, où nous le trouvons s'occupant paisiblement de recherches sur la digestion des lézards. C'est trente ans environ plus tard, que, sur des données lointaines et incomplètes, il rédigea son livre. Il y établit que, dans les plaies par armes à feu, par cela même qu'elles sont contuses et accompagnées d'escarres, l'inflammation ne se développe que tardivement et avec moins d'intensité que dans les plaies ordinaires. Ce premier point de fait, qui sert de base à la doctrine de Hunter, ne peut être discuté : l'expérience seule a autorité pour le résoudre, et je le maintiens pour résolu contrairement à l'assertion de l'illustre physiologiste anglais.

On comprend très bien que si l'inflammation, le gonflement, la compression des tissus, ne sont pas à craindre, le débridement devient inutile, et doit être proscrit comme toute opération non justifiée. Mais s'il en est autrement, le débridement, en retrouvant ses motifs, retrouve aussi sa nécessité, du moins dans les limites indiquées précédemment.

La pratique conseillée, mais non expérimentée par Hunter, n'a pas été adoptée unanimement par les chirurgiens anglais. B. Bell (2) ne rejetait la scarification ou l'agrandissement des plaies par armes à feu, qu'à cette condition que les accidents inflammatoires seraient combattus au moyen

(1) *OEuvres complètes*, traduit par Richelot. Paris. 1843, t. III.

(2) *Cours complet de chirurgie*. Paris, 1796.

des saignées générales et locales, avec une énergie dont nous ne retrouvons d'exemples que dans quelques exagérations d'une pratique utilement érigée de nos jours en doctrine. J. Bell, tout en reconnaissant que les chirurgiens ont été souvent conduits par des vues spéculatives à pratiquer des incisions dans les plaies par armes à feu, établit que cette méthode n'en a pas moins des avantages incontestables, et qu'elle doit être conservée, quelques changements qu'on apporte à la théorie. Il insiste sur la nécessité de donner *de l'air et du vent* aux parties profondes, de favoriser leur développement, et de dégorger leur vaisseaux. Dans ces derniers temps, des chirurgiens militaires habiles, sortant du théâtre de la guerre, et entre autres M. Sédillot (1), ont maintenu ces doctrines sanctionnées par la plus universelle expérience.

On insiste cependant, et l'on dit que jamais on n'a eu à se repentir de n'avoir pas débridé. Cette assertion s'explique par les causes auxquelles on attribue certains accidents secondaires observés dans les plaies abandonnées à elles-mêmes. Je crains que le mot *étranglement* n'ait pas été bien compris par tout le monde. Pour quelques chirurgiens, il n'y a pas étranglement lorsque la partie n'est pas serrée comme par un cordon, tuméfiée énormément au-dessus de la blessure, et menacée de gangrène ou de sphacèle. Que la région, tendue, luisante, dure au toucher, soit le siége d'une douleur dilacérante, sourde et profonde; que plus tard des flots de suppuration s'échappent, par la pression, d'ouvertures insuffisantes pour lui livrer un libre écoulement; que les muscles soient disséqués au loin, et que le sujet soit menacé de succomber aux accidents inflammatoires ou à l'épuisement, tous ces phénomènes sont pour les adversaires du débridement, étrangers à la compression des tissus; lorsqu'ils apparaissent, ils ne se repentent pas de n'avoir pas débridé, par cette raison qu'ils n'admettent pas que le débridement eût pu les prévenir.

Mais moi, témoin d'une foule de faits analogues, j'ai la conviction qu'en un très grand nombre de cas, les suites

(1) *Relation de la campagne de Constantine*. Paris, 1838, in 8.

graves des plaies par armes à feu résultant de l'inflammation profonde des tissus et de leur compression par les enveloppes fibreuses, seraient conjurées au moyen de débridements méthodiques pratiqués dès les premiers instants. J'ai vu maintes fois, à l'armée, des hommes portant des plaies qui n'avaient pu être pansées convenablement, offrir, après le quatrième ou le cinquième jour, des symptômes d'inflammation et de compression, que l'on faisait tomber comme par enchantement en débridant les tissus. Ce qu'un honorable et habile collègue vous a rapporté pour un cas isolé, je l'ai constaté sur des centaines de sujets. A Dresde, par exemple, après la bataille livrée près de cette ville, en 1813, on réunit, à Gross-Garten, château appartenant au roi, et situé aux portes de la ville, un grand nombre de blessés auxquels on n'avait pu appliquer jusque là que des appareils incomplets. Ces hommes, au nombre de plus de deux cents, blessés généralement aux membres, étaient presque tous agités par la fièvre et par de vives douleurs. En les examinant, nous trouvâmes leurs plaies fortement enflammées, les parties environnantes chaudes, tendues, tuméfiées; des débridements furent pratiqués, des corps étrangers furent extraits, et dès la nuit suivante ce concert de plaintes et de souffrances avait presque entièrement cessé.

Si l'on examine de près les phénomènes qui se succèdent dans une partie blessée par armes à feu, on se rend parfaitement compte des accidents qui se produisent et des moyens de les prévenir. Si, immédiatement après un coup de feu on introduit le doigt dans la plaie, il pénètre sans difficulté. A l'ouverture de la peau et de l'aponévrose, il est serré comme par une bague; mais au-delà il se meut dans un espace plus libre, à parois molles, flasques, donnant une sensation de fraîcheur, relativement à la température générale du corps. C tte exploration est ordinairement exempte de toute sensation douloureuse, à raison de la couche désorganisée qui tapisse le canal de la blessure et de l'engourdissement résultant de la contusion. Mais examinez la partie vingt-quatre ou quarante-huit heures après: le doigt pénétrera bien encore dans l'ouverture aponévrotique et cutanée; mais au-delà il trouvera un obstacle formé par des tissus chauds, résistants, qu'il n'écartera qu'avec une certaine difficulté, et en occasionnant des douleurs parfois très vives. C'est que la turgescence commence à s'opérer; c'est que, avec l'afflux du sang et l'inflammation commence aussi l'augmentation de la sensibilité. Poursuivez plus loin votre observation, et vous verrez le membre tuméfié à une longue distance, au niveau, au-dessus et au-dessous de la blessure, présenter une augmentation du quart, du tiers et quelquefois du double de son volume. Les liquides sont évidemment appelés, retenus dans les tissus; la douleur qui s'y développe y accroît la fluxion : celle-ci y apporte à chaque instant un surcroît de douleur, et la compression devenant de plus en plus considérable, rend aussi, et la circulation plus difficile, et la douleur plus intense. Il s'établit un enchaînement vicieux de causes et d'effets dont chaque phase augmente les accidents produits d'abord, jusqu'à ce qu'enfin la gangrène se produise, ou que des suppurations proportionnées à la masse des liquides engorgeant les tissus s'établissent.

Tels sont, messieurs, les désordres que j'ai maintes fois observés, et qu'on prévient par des débridements pratiqués au début des blessures. Ces débridements ne doivent pas être appliqués, je le répète, à tous les cas; les conditions de leur nécessité étant indiquées, c'est au praticien à distinguer ces conditions, et à proportionner les incisions à ce qu'elles semblent exiger. Il ne s'agit pas ici de changer la forme des plaies, ce qui serait puérile, mais de préparer aux parties qui doivent nécessairement se tuméfier, la possibilité de se développer librement, et de rendre ainsi les accidents moins graves, si même on ne les fait avorter.

C'est là l'indication première et fondamentale que présentent, à mon sens, toutes les plaies par armes à feu, c'est-à-dire qu'il faut toujours, non pas débrider, mais considérer attentivement si la blessure n'entraîne pas la nécessité du débridement.

Corps étrangers. — J'arrive, messieurs, à un point de pratique expliqué et résolu devant vous de plusieurs manières différentes, c'est celui qui est relatif aux corps étrangers. Quelques uns de nos honorables collègues ont prétendu que l'indication de l'extraction des balles a été exagérée; que le séjour de ces projectiles dans les parties blessées est le plus ordinairement sans inconvénient grave; que les tentatives faites pour les rechercher et les retirer, occasionnent inutilement aux blessés des douleurs considérables, ou deviennent la cause d'accidents secondaires dangereux; enfin, qu'ils se présentent d'eux-mêmes après un temps plus ou moins long, et sont retirés avec facilité, ou restent définitivement, et sans gêner les fonctions ni le jeu des tissus, dans le lieu qu'ils occupent. Ces assertions ne sont pas en harmonie avec les faits. On cite des cas heureux dans lesquels des balles ont pu être impunément conservées! Mais parcourez les nécrologes, observez vous-mêmes, et vous verrez combien de fois la présence de ces corps a produit de la gêne, de la douleur, de l'inflammation, déterminé des abcès étendus et profonds, entretenu de la fièvre, entraîné l'épuisement des forces, et occasionné la mort, soit primitivement pendant les périodes aiguës des blessures, soit consécutivement, après plusieurs mois ou plusieurs années de suppuration ou de souffrances. Un corps étranger séjournant dans l'organisme est toujours ennemi; cet ennemi peut rester inactif; mais comme il est impossible de prévoir ce qui résultera de sa présence, la prudence conseille de le retirer le plus tôt possible. Ce n'est pas sans raison que le bon sens général parmi les blessés et parmi les chirurgiens attribue à cette extraction une grande importance. Qui peut, en effet, calculer avec précision les formes plus ou moins anguleuses d'une balle, sa situation relativement aux vaisseaux et aux nerfs, dans des tissus mobiles, et lâches ou fixes et serrées; enfin, toutes les circonstances relatives à elle-même, à la partie et à la constitution plus ou moins sensible et irritable du sujet, qui pourront permettre à cette balle de séjourner sans inconvénient, ou lui feront produire des phénomènes redoutables, peut-être même funestes? Je citerais au besoin des cas nombreux à l'appui de ces considérations. Deux me reviennent en ce moment à la mémoire : le premier est celui d'un officier supérieur des plus distingués de l'armée, qui porte dans les os de la face une balle qu'on n'a pu extraire, et qui, après dix ans environ, lui occasionne encore des douleurs et des congestions fréquentes et fort douloureuses dans toute la tête; le second est un soldat qui portait une balle sous le muscle ptérygoïdien interne, laquelle avait occasionné une telle contracture des muscles de la mâchoire qu'il lui était impossible d'écarter les dents pour introduire des aliments solides dans la bouche. Cette balle put être extraite, et la liberté des mouvements se rétablit.

Il faut donc, et ce principe est, selon moi, au-dessus de toute contestation sérieuse, il faut extraire, autant qu'on le peut, les corps étrangers introduits dans les plaies par armes à feu. Ce n'est pas que je conseille, pour satisfaire à ce principe, de multiplier sans mesure des recherches douloureuses, de tourmenter les parties avec une insistance exagérée, en un mot, de déterminer des désordres plus nuisibles que ne pourrait l'être le corps étranger le plus agressif. Mais entre cette volonté de retirer toujours, et à tout prix, les corps étrangers; et cette opinion qu'ils sont inertes, qu'il n'y a qu'un faible intérêt à les extraire, et qu'on doit les laisser quand ils ne se présentent pas pour ainsi dire d'eux-mêmes, il y a une différence énorme. Selon moi, l'indication de leur extraction est toujours présente : toujours, le chirurgien doit chercher à la remplir; mais il doit le faire avec la prudence et la mesure que la raison conseille : s'il réussit, il aura beaucoup fait en faveur du blessé; s'il s'arrête devant une impossibilité absolue ou devant la crainte de produire des lésions additionnelles trop graves, il aura encore satisfait aux principes de l'art; et quels que soient les résultats de la blessure, il n'aura pas à se reprocher de les avoir laissé devenir funestes par son inertie.

Des corps étrangers, venus du dehors, tels que les balles et les substances qu'elles entraînent souvent avec elles, je suis conduit naturellement à dire quelques mots sur les fragments osseux, ordinairement multipliés dans les fractures par armes à feu. Ici encore les avis ont été partagés; vous avez entendu préconiser une pratique qui consiste à rechercher toutes les pièces osseuses détachées, et même à arracher de vive force toutes celles dont on reconnaît la mobilité, quelles que soient d'ailleurs la solidité et l'étendue des adhérences qui les retiennent encore. D'une autre part, d'honorables et fort habiles collègues ont assuré que la présence des fragments des os est à peu près indifférente; que ces esquilles se détachent, se présentent d'elles-mêmes, entraînées par la suppuration, et qu'il est inutile d'occasionner aux blessés les douleurs inséparables de leur recherche et de leur extraction.

Je ne saurais trop m'élever contre cette dernière doctrine. Il me semble voir des tissus turgescents et enflammés, poussés par leur tuméfaction contre des pointes acérées, contre des bords tranchants; et je ne puis admettre que ces pointes, que ces bords ne les piquent, ne les déchirent, ne les irritent, et n'agissent, relativement à l'inflammation, comme l'épine de Vanhelmont, pour accroître son intensité. Sans doute, des esquilles se présentent aux ouvertures des plaies, ou sont extraites par l'incision des foyers purulents que leur présence occasionne; mais croyez-vous qu'il y ait un grand mal à épargner à la nature ce travail d'élimination, à l'abréger, à prévenir les suppurations abondantes, les inflammations profondes qui l'accompagnent si fréquemment? Croyez-vous que des blessés ne succombent pas sous l'effort, et par suite des accidents provoqués, entretenus, exaspérés par la présence de corps agressifs dans le foyer des fractures? Croyez-vous que la soustraction de ces complications n'eût pas apporté des chances manifestes en faveur de la guérison?

Il faut donc, dans les fractures faites par les armes à feu, extraire autant que possible, non seulement toutes les esquilles flottantes qu'on peut reconnaître et saisir, mais encore toutes celles qui sont mobiles, quoique adhérentes, lorsque ces adhérences peuvent être détruites sans trop d'efforts. Je ne connais pas, ainsi que je l'écrivais en 1833, et que je le répétais en 1838 (1), je ne connais pas de précepte plus erroné et plus dangereux en chirurgie que celui qui consiste à respecter, à maintenir les fragments d'os en partie détachés dans les fractures. Ces fragments ne reprennent presque jamais leur vitalité ; ils ne se réunissent pas au corps des os ; mais ordinairement enveloppés dans les productions osseuses nouvelles, formées par l'intermédiaire du périoste, ils constituent au milieu d'elles des corps étrangers. Très souvent, ils entretiennent dans les parties blessés une irritation sourde, qui s'exaspère de temps à autre, et provoquent des abcès, avec le pus desquels ils sortent en totalité ou en partie. J'ai vu un grand nombre de sujets tourmentés ainsi pendant de longues années, arriver enfin à la nécessité de subir l'amputation des membres.

Toutes les blessures par armes à feu avec fracture des os, sont des blessures très graves. Cela ne veut pas dire que toutes réclament l'amputation des membres. Il y a sous ce rapport de grandes différences entre les fractures des membres supérieurs et celles des membres inférieurs ; et dans les deux membres, le danger est d'autant plus grand que la lésion se rapproche davantage de la partie supérieure. Mais si le chirurgien, quelle que soit la région du membre blessé, se décide à tenter la conservation, il doit, après avoir pratiqué les incisions convenables, débarrasser la fracture de tout ce qui peut la compliquer, et la réduire autant que possible à ses éléments les plus simples, c'est-à-dire aux deux parties principales des os. Cela ne veut pas dire que, dans ce cas, non plus que pour l'extraction des balles, il faille à tout prix réussir, et ne reculer devant aucun obstacle ; cela signifie seulement que l'indication est positive, absolue, mais qu'il faut y satisfaire sans violence, avec la réserve que la prudence commande, tout en y apportant de l'insistance et un désir actif d'atteindre le but, en vue de procurer au blessé les avantages qui y sont attachés. On n'oubliera pas qu'en arrachant les fragments très fortement adhérents, on peut dépouiller dans une certaine étendue les os qui restent, et

(1) *Nouveaux éléments de chirurgie*, Paris, 1838. 3 volumes in-8.

préparer, en les privant de leurs moyens de nutrition, des nécroses nouvelles à la place de celles que l'on redoute. Le bistouri pourra être substitué, dans quelques uns de ces cas, à la violence aveugle de la torsion et des déchirures.

Pansements. — Le pansement dans les plaies par armes à feu n'est pas toujours dirigé d'après les mêmes principes. Autrefois, on appliquait sur les parties blessées des plumasseaux et des compresses imbibés d'eau-de-vie camphrée, pure, étendue d'eau, ou mélangée à de la dissolution d'acétate de plomb; un de nos maîtres avait une prédilection prononcée pour le vinaigre camphré. Cette prodigalité des spiritueux paraît avoir été attaquée d'abord en Espagne. La pénurie, plus que le raisonnement peut-être, fit restreindre, puis abandonner leur usage, et porta à leur substituer l'eau fraîche. Quelques chirurgiens, entre autres Gallée, employèrent des décoctions émollientes, auxquelles ils ajoutèrent une certaine proportion de solution d'opium. Enfin, les émollients, seuls ou unis aux narcotiques, remplacèrent presque partout les stimulants, qui avaient si longtemps dominé sous le nom de répercussifs.

On a vanté dans ces derniers temps les cataplasmes froids; mais les cataplasmes sont souvent impossibles à l'armée, où la matière manquerait. Leur supériorité, d'ailleurs, est plus que douteuse: l'humidité visqueuse et constante qu'ils entretiennent sur les plaies, ramollit bientôt les tissus, les boursoufle, et favorise les végétations exubérantes.

Guthrie a fait un grand usage, en Portugal, des applications froides; il conseille même celles de la glace lorsque l'on peut s'en procurer. La glace ne me semble pas devoir jamais devenir d'un usage général dans le traitement des plaies par armes à feu. Il y a sous ce rapport une grande différence entre les lésions traumatiques accompagnées de plaies, et celles dans lesquelles les téguments ont conservé leur intégrité. Dans celles-ci, le froid et la glace même produisent souvent de bons effets; je les ai employés fréquemment avec avantage. Mais lorsqu'il y a plaie, lorsque les tissus doivent nécessairement suppurer, le froid intense perd de son utilité : il s'ajoute au contact de l'air pour modifier défavorablement les tissus divisés. S'il diminue la douleur, il n'empêche ordinairement pas l'inflammation de suivre son cours ; il jette sur les accidents une sorte de voile qui masque leurs progrès; sous ce masque, souvent, les tissus, en perdant leur chaleur, se durcissent, la circulation paraît y éprouver de la difficulté, et, après un temps variable, on voit apparaître les suppurations et leurs conséquences locales et générales ordinaires. La glace, d'ailleurs, moins encore que les cataplasmes, ne peut être employée d'une manière générale à l'armée.

La méthode vulgaire est, en définitive, celle que la raison et l'expérience conseillent de préférer. L'eau, à la température ordinaire, est le meilleur des topiques dont on puisse d'abord faire usage. Appliquez sur la plaie un linge fenêtré ou un plumasseau enduit d'un corps gras ; au-dessus de ce topique étendez une compresse locale imbibée d'eau fraîche ; affermissez doucement, quoique suffisamment, l'appareil par une compresse circulaire et quelques tours de bandes : ce pansement satisfera parfaitement à toutes les indications. Que l'appareil soit ensuite humecté de temps à autre, pendant la période inflammatoire, et l'humidité qui en résultera contribuera à modérer la fluxion et à détendre les parties. L'eau fraîche suffit entièrement au but qu'on se propose. L'irritation est-elle considérable, et la chaleur morbide locale intense? l'évaporation devient plus rapide, produit un refroidissement plus considérable, et le blessé éprouve le besoin d'humecter à de courts intervalles son appareil bientôt desséché. Les accidents se modèrent-ils, au contraire? l'humidité persiste, l'appareil ne s'échauffe pas, et non seulement le blessé n'est pas sollicité à le mouiller, mais il le sent se dessécher avec une sorte de plaisir. La nature opère sans violence, et en proportion de ses besoins, le degré de réfrigération que réclament les accidents; les tissus restent souples, élastiques, et aucune perturbation ne se manifeste dans leur vitalité. Ajoutez que l'eau ne manque jamais au blessé ni au chirurgien. Les cataplasmes émollients et les narcotiques ne sont qu'exceptionnellement indiqués, pour combattre des inflammations ou des douleurs intenses développées dans les parties.

Une réflexion générale doit être faite ici au sujet des pansements. On les multiplie trop, on tourmente trop les plaies; les soins que l'on prodigue sous ce rapport aux blessés leur sont plus nuisibles qu'utiles. Dans nos dernières campagnes, à la suite des retraites auxquelles j'ai assisté, combien n'avons-nous pas eu d'occasions de constater les heureux résultats de l'absence des pansements répétés? Beaucoup de blessés, pansés sur le champ de bataille, à Leipzick sont arrivés jusqu'à Mayence, portant encore leur premier appareil, et tous étaient dans le meilleur état.

En résumé, je dirai donc aux chirurgiens : Remplissez d'abord, aux premiers instants des blessures, toutes les indications qu'elles présentent, simplifiez-les, pratiquez les débridements nécessaires, enlevez autant que possible les balles, les esquilles et tous les corps susceptibles d'y provoquer un surcroît d'irritation, puis couvrez-les d'appareils simples, et laissez agir la nature, en l'observant et en surveillant ses tendances. Si aucun accident ne survient, restez quatre, six, dix jours et plus, sans renouveler le pansement; contentez-vous d'humecter les appareils avec de l'eau, en proportion de l'intensité de la chaleur et de la douleur. Le chirurgien habile n'a pas besoin de découvrir une partie blessée pour savoir si des phénomènes quelque peu graves s'y produisent. Il en est averti par l'état général du sujet, autant que par les accidents locaux; si le blessé éprouve de la céphalalgie, de la chaleur, de la privation de sommeil, de l'élévation dans le pouls, en même temps que la partie blessée paraît serrée sous le bandage, et fait éprouver un sentiment de tension et de turgescence, on peut être assuré qu'un travail morbide se développe, et il faut se hâter d'y porter remède. Mais aussi longtemps que le calme général et le calme local se maintiennent, il n'y a pas de motif pour troubler par des pansements fréquents le travail réparateur de l'organisme.

Remarquez d'ailleurs qu'à l'armée, lorsque l'on a beaucoup de blessés, les pansements doivent être nécessairement éloignés, en raison de circonstances qu'il serait trop long de développer, mais que chacun peut aisément pressentir, et fort heureusement que, par une sage combinaison de la nature, ce qui est en ces circonstances possible, est aussi en même temps ce qui est le plus utile.

Hémorrhagies. — Je ne dirai qu'un mot des hémorrhagies à la suite des plaies par armes à feu. Ces hémorrhagies, qui sont la terreur des chirurgiens et des blessés, ne me semblent pas produites, ordinairement, par la section des vaisseaux. Elles ne sont pas, en effet, précédées des signes de l'interruption du cours du sang dans les parties. Loin de là, aucun phénomène puisé dans l'examen de la circulation n'annonce, avant leur apparition, qu'elles peuvent être à craindre. Il me semble qu'elles sont produites par le passage de la balle au voisinage des artères. Celles-ci, mobiles, élastiques, arrondies, cèdent devant le projectile et se déplacent; mais elles sont froissées et contuses. Leur tunique celluleuse est dilacérée et privée de ses vaisseaux nourriciers; une escarre s'y produit. A la séparation de cette escarre, l'hémorrhagie est d'autant plus redoutable que la lumière de l'artère est libre, et qu'elle n'a éprouvé qu'une perte de substance latérale plus ou moins étendue. Il me semble qu'il doit arriver, dans ces circonstances, aux artères, ce qui arrive à la peau. Lorsque les balles, en formant des sétons, dépouillent le derme de ses moyens de nutrition, on voit, quelques jours après, les téguments, qui paraissaient intacts, se mortifier dans toute l'étendue du trajet parcouru par le projectile.

Je partage l'opinion des chirurgiens qui croient que, dans ces cas, les ligatures doivent être placées au-dessus et à une certaine distance des plaies. La ligature du bout inférieur de l'artère blessée ne me semble pas mettre aussi sûrement qu'on le prétend à l'abri de l'hémorrhagie par la plaie, car cette hémorrhagie peut provenir du bout supérieur de l'artère, au moyen du sang ramené dans le vaisseau entre la ligature et le point divisé. J'ai de ce fait un exemple assez remarquable. Un dragon de la garnison de Paris reçut un coup de pointe de sabre à la région axillaire droite ; l'artère fut blessée. Une hémorrhagie foudroyante eut lieu, et ne fût arrêtée qu'au moyen de l'application de mouchoirs fortement serrés. Apporté au Val-de-Grâce, le blessé était très affaibli; la région de l'aisselle offrait une tuméfaction assez considérable produite par le sang épanché. Il parut, à M. Gama et à moi, que la ligature du vaisseau était indiquée, et elle fut pratiquée immédiatement à la hauteur du tendon du petit pectoral, qui fut divisé. A huit ou dix jours de là, le sphacèle s'était emparé du membre; il remontait jusqu'au bras, mais il n'était pas borné. Le blessé, plongé dans un état de prostration générale des forces, ne semblait pas pouvoir suffire au travail d'élimination du mal, et, d'une autre part, il ne pouvait être présumable que la mortification dût envahir le moignon de l'épaule. Je pratiquai donc, avec l'approbation et sous les yeux du chirurgien en chef, la désarticulation du bras. Je n'attachai pas une grande importance à l'artère axillaire déjà liée supérieurement; cependant du sang s'en écoula, et son extrémité fut liée. Pleinement rassuré dès lors, je procédais à la réunion de la plaie, lorsque tout à coup un flot de sang artériel fait irruption. Les lambeaux sont écartés, l'artère saisie, et, en l'allongeant et la séparant des parties voisines, nous pûmes voir une plaie de quelques millimètres par laquelle le sang s'échappait dès qu'on levait le doigt apposé sur elle. Une ligature fut placée au-dessus; l'hémorrhagie ne reparut plus, et le blessé fut amené à guérison. On peut tirer de ce fait, et de quelques autres rapportés dans la science, que si, généralement, on doit lier les artères au-dessus des blessures, il est des cas cependant où il convient de ne pas trop s'éloigner de celle-ci, enfin de ne pas donner au sang la possibilité d'être ramené dans le bout supérieur, et de donner lieu à un écoulement à travers la plaie, lequel ne serait pas arrêté par la ligature du bout inférieur, et pourrait jeter le chirurgien dans un assez grand embarras.

Ce fait est important sous un autre rapport, en ce qu'il

justifie la pratique conseillée par Larrey, et dont notre collègue, M. Roux, nous a rapporté un exemple, à savoir qu'il est des cas de traumatisme dans lesquels l'amputation est indiquée, alors même que la gangrène qui la nécessite n'est pas bornée.

Amputations. — Il ne reste que peu de choses à ajouter à ce qui a été dit relativement aux amputations des membres. Les plaies par armes à feu, par cela même qu'elles s'accompagnent fréquemment de lésions considérables aux os et aux articulations, sont de toutes les blessures celles qui nécessitent le plus fréquemment l'ablation des parties qui en sont le siége.

La question a été parfaitement posée par un de nos honorables collègues. Elle se subdivise en effet en deux questions secondaires : la première relative à l'époque à laquelle il convient le mieux d'amputer, la seconde se rapportant au nombre des amputations, c'est-à-dire aux lésions qui permettent de les éviter, ou qui doivent porter à y recourir.

Sous le premier point de vue, Hunter, si souvent cité dans ces communications, établit les principes suivants : Une lésion étant assez grave pour ôter tout espoir de conserver le membre qui en est atteint, deux cas peuvent se présenter : ou la blessure est telle que le sujet ne pourra supporter les accidents primitifs d'inflammation qu'elle provoquera, ou elle paraît de nature à n'entraîner que des réactions auxquelles l'organisme est en état de résister. Dans le premier cas, selon Hunter, l'amputation doit être pratiquée immédiatement; mais il la considère comme une triste ressource, qui n'a d'autre avantage que de substituer l'inflammation de la plaie de l'opération à celle de la blessure. Quant au second cas, Hunter veut qu'on attende, pour retrancher la partie dont la conservation est impossible, que les accidents inflammatoires soient dissipés ; l'amputation immédiate serait alors, à son avis, une très mauvaise pratique. Il considère comme un axiôme cette proposition que les hommes frappés violemment, en pleine santé, et ébranlés au physique et au moral, ainsi qu'on l'observe dans la plupart des cas de plaies par armes à feu, sont dans des conditions très défavorables pour supporter les amputations, et qu'il vaut mieux laisser l'inflammation s'éteindre avant d'y recourir, que de s'exposer à causer la mort en la pratiquant au milieu du désordre primitif. On peut être certain, d'après Hunter, que le blessé supportera mieux les suites de l'opération, après avoir fourni aux frais de l'inflammation traumatique immédiate, qu'il ne l'eût fait auparavant.

Cette doctrine, qui était celle de Bilguer, de Faure et de tous les partisans de l'amputation retardée, a été victorieusement combattue par l'expérience générale des chirurgiens militaires. Je n'y reviendrais pas si, dans les communications que vous avez entendues, ne s'étaient manifestées des tendances à la préconiser de nouveau.

J'ai relevé quelques détails statistiques, très restreints sans doute, mais qui pourraient cependant avoir quelque valeur pour la solution de la question. Ils sont résumés dans le tableau suivant :

AUTEURS ET ÉPOQUES.	NOMBRE des Amputations	PRIMITIVES ou secondaires.	GUÉRIS.	MORTS.
GUTHRIE, Toulouse, 1814.	99	48 primitives. .	38	10
		51 secondaires.	29	22
Hip. LARREY, Gros-Caillou, 1830.	17	6 primitives. .	3	3
		11 secondaires.	5	6
Hip. LARREY, siége d'Anvers. . .	64	54 primitives. .	45	9
		10 secondaires.	5	5
LAROCHE, Lyon, 1834.	19	19 primitives. .	6	13
	199	199	131	68

Il résulte de ce tableau :

1° Que la proportion générale des guérisons, après les amputations nécessitées par les plaies d'armes à feu (131 sur 199), a été comme 1 est à 1,5 ou de 4 sur 6.

2° Que la proportion particulière des guérisons, après les amputations primitives (92 sur 127) a été comme 1 est à 1,37, ou à peu près de 3 sur 4.

3° Que la proportion particulière des guérisons, à la suite

des amputations secondaires (39 sur 72), a été comme 1 est à 1,85, ou presque seulement, de 1 sur 2.

Et notez que parmi les faits que j'ai cités, il en est de très disparates. Ainsi, tandis qu'à Toulouse on trouve 38 guérisons sur 10 morts, et au siége d'Anvers, dont M. Hipp. Larrey (1) a tracé une relation que je citerai comme un modèle, 45 guérisons pour 9 morts, on trouve au Gros-Caillou une proportion de 3 guérisons sur 3 morts (2), et à Lyon la proportion de 6 guérisons sur 13 morts (3). Ce fait démontre une fois de plus combien il faut se défier des statistiques partielles, et combien les circonstances particulières dans lesquelles se trouvent les blessés exercent d'influence sur les résultats obtenus.

Si l'on ajoute aux détails précédents ce qu'a dit Guthrie, de 842 amputations pratiqué s en Espagne, du 21 juin au 24 décembre 1813, et à la suite desquelles les insuccès des amputations différées auraient été des insuccès des amputations primitives, comme 12 à 1 pour les membres supérieurs, et comme 3 à 1 pour les membres inférieurs;

Si l'on ajoute encore ce que dit Guthrie des faits observés, à la suite de l'attaque de la Nouvelle-Orléans, où, sur 45 amputations primitives on obtint 38 guérisons, tandis que 7 amputations secondaires n'en donnèrent que 2;

Si l'on se rappelle enfin ce que l'Académie a entendu pendant ces communications, la question des amputations primitives ou secondaires sera résolue, non seulement par l'autorité du raisonnement, mais par celle, plus péremptoire, de l'expérience.

A l'armée, indépendamment de toute autre considération, la nécessité de transporter les blessés s'oppose, dans presque tous les cas, à ce que l'on diffère les amputations jugées indispensables.

(1) *Recueil de mémoires de médecine, de chirurgie militaires*, t. XXXIV, pag. 105 et suiv.

(2) *Relation chirurgicale des événements de juillet* 1830 *à l'hôpital militaire du Gros-Caillou*. Paris, 1830, in-8.

(3) *Recueil de mémoires de médecine, de chirurgie militaires*, t. XXXVII, pag. 15 et suiv.

La temporisation, même dans les circonstances les plus calmes, ne laisse pas d'ailleurs au chirurgien toute la liberté d'agir que supposent ses partisans. Sur 20 blessés qui semblent pouvoir supporter les accidents immédiats de leur lésion, il en est un certain nombre qui succombent à ces accidents. Chez quelques autres, les phénomènes de l'inflammation se continuent de manière à ne pas permettre l'amputation. Il n'est pas de praticien qui n'ait vu, à la suite des lésions traumatiques graves, la fièvre se prolonger, la tuméfaction et l'inflammation locale s'étendre, se compliquer de foyers purulents; de telle sorte que la mort arrive sans qu'on ait trouvé l'instant favorable pour amputer, ou que si on ampute, en désespoir de cause, on le fait avec des conditions tellement mauvaises que le succès est presque impossible. Restent donc des sujets qu'on a soumis à la temporisation, un petit nombre d'individus privilégiés, qui ont résisté aux orages primitifs de leurs blessures, qui auraient très probablement résisté de même à l'amputation immédiate, et qui, cependant, ne résisteront pas à l'amputation secondaire, dans une aussi grande proportion que leurs camarades opérés dans les premiers instants.

Quant au nombre des amputations à pratiquer, c'est-à-dire à la distinction des cas qui nécessitent cette opération, et de ceux qui permettent de tenter la conservation de la partie blessée, cette question se refuse à une solution rigoureuse. Les cas d'amputation sont établis par tous les grands maîtres. Ils sont plus fréquents, ai-je déjà dit, après les blessures par armes à feu qu'à la suite de toute autre espèce d'accident traumatique, parce qu'il n'en est pas qui produisent des désordres, en général, aussi étendus, compliqués et graves. Ce n'est pas la première fois que les chirurgiens militaires ont été accusés d'amputer trop souvent : cette impression est celle qu'on éprouve toujours au premier examen de leur pratique. Tous ont commencé aussi par vouloir beaucoup conserver ; mais, à mesure que l'expérience les forme et que leur observation s'étend, ils amputent davantage, et l'on acquiert la conviction qu'ils ont raison. En opposition avec ce qu'ont dit à l'Acacadémie de très honorables collègues, je dirai qu'au début de ma pratique, j'amputais moins que je ne le faisais vers la fin de l'exercice de mes fonctions de chirurgien en chef de grands établissements. C'est que pour quelques cas, très souvent exagérés, de blessés qui prétendent avoir conservé des membres que le chirurgien avait voulu leur enlever, j'ai assisté trop fréquemment à la mort misérable de sujets qui s'étaient refusés à l'opération, ou à qui l'on avait cru pouvoir l'épargner. Le petit nombre des premiers, qui se vantaient bien haut, ne pouvait faire compensation à celui tout autrement considérable des seconds, qui me causaient de douloureux regrets. Et encore, combien de fois ces membres conservés ne sont-ils pas un fardeau pénible pour ceux qui les portent? Demandez aux chirurgiens des Invalides, s'ils ne sont pas chaque année sollicités par quelques uns de ces vieux soldats pour qu'ils les délivrent des parties qui leur sont à charge, et leur causent des incommodités ou des douleurs incessantes?

Je considérerais comme un grand malheur que nos chirurgiens militaires se laissassent séduire par quelques unes des assertions que vous avez entendues; cet oubli de l'expérience de leurs prédécesseurs les plus illustres entraînerait certainement la perte de beaucoup d'hommes, que l'art exercé avec une énergie plus rationnelle aurait sauvés.

Fractures. — Lorsque le chirurgien croit pouvoir conserver les membres fracturés par un coup de feu, il doit, après avoir simplifié autant que possible la blessure, ainsi que je l'ai établi en parlant des corps étrangers, réduire immédiatement les parties, et les contenir dans une situation convenable au moyen d'appareils solides. L'immobilité est la première et fondamentale condition du succès du traitement. Abandonner les membres à eux-mêmes ou légèrement fixés aux plans sur lesquels ils reposent, serait, à l'armée surtout, la plus funeste des pratiques. Pendant la séance dernière, mon honorable ami et collègue, M. Roche, me faisait passer une note, dans laquelle il rappelait qu'en Espagne, on perdait, de son temps, presque toutes les fractures comminutives de la cuisse, soit par l'épuisement qu'entraînaient la longueur et l'abondance de la suppuration, soit par les suites de la résorption purulente, soit par le tétanos, etc. Les Espagnols, au contraire, les guérissaient très souvent, en plaçant le membre dans un appareil inamovible, fait avec de l'étoupe, de la craie et du blanc d'œuf, troué vis-à-vis des deux plaies, et arrosé avec un mélange d'huile et de vin. Prisonnier chez eux pendant quarante jours, M. Roche a vu un grand nombre de ces blessés guéris ou en voie de guérison; il a vu commencer le traitement de beaucoup d'autres, dont la guérison ne paraissait pas douteuse aux chirurgiens espagnols (1).

C'est pour remplir cette condition d'immobilité qu'en réorganisant le matériel des ambulances, le conseil de santé des armées y a fait accumuler des moyens variés de contention inamovible des fractures. Ainsi, des poudres susceptibles de se délayer ou de se dissoudre immédiatement dans l'eau tiède ou même dans l'eau fraîche, et de solidifier les bandages; des attelles de différentes formes, assez larges et solides pour constituer des espèces de boîtes; des carcasses en fil de fer destinées à recevoir les membres et à se mouler exactement sur les appareils, etc., ont été placés à la disposition des chirurgiens de l'armée, et leur emploi rationnel produira certainement de très heureux résultats.

Alimentation. — On a beaucoup insisté devant l'Académie sur la nécessité de nourrir les sujets atteints de plaies par armes à feu. A ce propos, je dois dire que les chirurgiens militaires n'ont jamais soumis leurs blessés à une abstinence d'aliments absolue et prolongée. Ils ont tous reconnu qu'à l'armée, les militaires sont trop souvent affaiblis par les fatigues et les privations pour pouvoir supporter sans inconvénients une diète qu'il conviendrait peut-être de leur imposer dans d'autres circonstances.

Résumé. — Afin de faire comprendre toute ma pensée, et de prévenir les extensions ou restrictions dont elle pourrait être l'objet sur quelques points, je crois nécessaire de résumer

(1) Voyez *Bulletin de l'Académie*, t. XII, p. 398 et 503.

cette communication dans les propositions générales suivantes.

1° Les plaies qui résultent de l'action des projectiles lancés par les armes à feu ne se réunissent jamais immédiatement. Toujours, au contraire, elles s'enflamment dans tout le trajet, et fournissent une suppuration avec laquelle sont entraînés des débris désorganisés des tissus.

Il n'y a de rares exceptions à cette règle que pour quelques plaies de sortie faites par déchirure plutôt que par contusion, lorsque les projectiles ont perdu une grande partie de leur force.

2° Dans les régions où des aponévroses d'enveloppe, tendues et résistantes, recouvrent les parties blessées, les plaies par coups de feu doivent être agrandies avec l'instrument tranchant, afin de donner aux tissus profonds la possibilité de se tuméfier en liberté, de prévenir leur étranglement et de faciliter l'issue de la suppuration.

3° Il y a nécessité de rechercher et de retirer les corps étrangers de toute nature, venus du dehors, qui peuvent exister dans les plaies par armes à feu.

Il est également indiqué d'extraire de ces plaies les débris des os fracturés, et de réduire, autant que possible, les fractures qui les accompagnent, à leurs deux fragments principaux.

Le chirurgien ne doit être arrêté dans ses tentatives que pour satisfaire à ces deux indications, que par l'impossibilité d'y parvenir ou par la crainte d'exciter des douleurs trop intenses, ou de produire des désordres trop considérables.

4° Les plaies faites par armes à feu, débarrassées de leurs complications, doivent être pansées simplement; aucun corps étranger ne sera introduit dans leur trajet. Leurs pansements seront aussi rarement renouvelés que le comporteront les accidents. L'eau fraîche, à la température ambiante, avec laquelle on humecte les appareils, est, surtout dans les saisons chaudes et dans les pays chauds, le meilleur topique dont on puisse généralement faire usage, jusqu'à l'établisement de la suppuration.

5° Les fractures faites par les armes à feu doivent être réduites immédiatement, et contenues au moyen d'appareils solides, qui assurent l'immobilité des fragments, tout en permettant l'écoulement du pus et le pansement local des plaies.

6° Lorsque les plaies par arme à feu nécessitent l'amputation des membres ou la résection des extrémités articulaires des os, ces opérations doivent être pratiquées immédiatement, à moins que l'affaiblissement considérable des forces nerveuses, résultant de la commotion ou de la stupeur, ne s'y oppose.

7° Dans ces cas, la première indication consiste à ranimer le blessé, au moyen des excitants, tels que les spiritueux, les infusions aromatiques, les frictions cutanées, etc.

Les opérations ne doivent, en général, être pratiquées que lorsque la réaction est établie.

8° Une plaie par armes à feu est un foyer d'inflammation qu'il importe de surveiller et de modérer, lorsqu'il devient trop intense, par tous les moyens locaux et généraux antiphlogistiques dont l'art dispose.

Le régime sera proportionné à l'étendue et à la violence des accidents.

9° Lorsque la suppuration est abondante et se prolonge, il est souvent indiqué de soutenir les forces organiques, non seulement par un régime substantiel, mais au moyen de médicaments toniques, parmi lesquels les préparations de quinquina tiennent le premier rang.

Dans tout ce que je viens d'avoir l'honneur d'exposer à l'Académie, il n'y a rien qui me soit propre : je n'ai que reproduit les préceptes établis par nos maîtres, en y ajoutant le résultat de mes réflexions et de quelque expérience. Je serai heureux si j'ai pu démontrer que l'art existe, que la chirurgie militaire, autant que toute autre partie de cet art, repose sur des bases devenués inébranlables ; que ses principes satisfont aux exigences de la raison, et donnent dans la pratique autant de sécurité que le comporte la nature des choses ; enfin que si, comme toutes les créations humaines, elle a encore besoin de perfectionnement dans ses applications et ses procédés, elle est du moins exempte des incertitudes et des erreurs qu'on lui a attribués.

XI. Communication de M. ROCHOUX.

(Séance du 10 octobre 1848.)

Presque toutes les discussions soulevées parmi vous arrivent jusqu'aux racines de la science, et sont une occasion d'apprécier la vérité, la solidité des bases sur lesquelles elle repose. En pareil cas, les données générales prennent le premier rang, et, comme l'a dit un savant dont l'opinion est toujours pour moi d'une haute valeur, M. Roux : « Besoin n'est pas, non plus, d'examiner les plus petits détails (1). » S'il suffit d'être bien persuadé de l'importance d'un précepte pour le suivre, on ne me verra pas m'écarter de celui-ci. Pour être court, je prends les choses d'un peu haut.

Excepté les trois points sur lesquels je me propose de vous soumettre quelques réflexions, savoir : 1° l'opportunité des amputations; 2° la distinction des ouvertures d'entrée et de sortie des plaies transperçantes faites par des balles, et 3° l'usage des réfrigérants; Ambroise Paré a posé et résolu les plus importantes des questions dont la discussion vous a déjà pris de nombreuses séances. En voici la preuve. Comme M. Velpeau, Ambroise Paré prouve que les plaies par armes à feu ne sont pas empoisonnées; comme M. Velpeau, il prouve qu'elles ne sont pas des brûlures ; comme M. Velpeau, il attribue leur gravité relativement toujours très grande à la *contusion*, à la *dilacération*, à la *fraction*, des parties atteintes par les projectiles (2). De là le gonflement, la ten-

(1) *Bulletin de l'Académie*, t. XIII, p. 1315.

(2) *Op. citato*, p. 1425 à 1427. — OEuvres d'Ambroise Paré, nouvelle édition, Paris, 1840, *IXe livre des Plaies faites par Harquebuses*, t. II, p. 143.

sion inflammatoire, etc., à peu près inséparables de ces plaies. Il n'en reconnaît pas moins l'existence de cas dans lesquels ces conditions fâcheuses n'existant qu'à un degré très modéré, une plaie d'arme à feu guérit à peu près comme une autre (1). En cas semblables, il eût sans doute eu volontiers recours à la réunion immédiate, si elle eût été usitée de son temps. Il signale la rareté des hémorrhagies primitives, n'oublie pas de parler des hémorrhagies consécutives, et fait connaître les dangers de la résorption du pus, appelée de nos jours infection purulente (2).

A l'appui de ces données sur les plaies d'armes à feu considérées en elles-mêmes, il pose, relativement à l'extraction des esquilles, des projectiles, et de tous les corps étrangers qu'ils peuvent avoir entraînés avec eux, des préceptes dont on ne peut s'écarter sans mal faire. Je n'en excepte pas le conseil d'agrandir les plaies par des incisions, quand il y a indication pour cela (3). Il parle du régime absolument comme a fait M. Bégin dans la dernière séance (4), et à ce sujet il rappelle que les Italiens, habitués à vivre sobrement, de soupes et de potages, doivent être moins nourris que les Français, plus gros mangeurs (5).

Ces détails doivent vous convaincre que si dans les époques suivantes on a perfectionné le traitement des plaies par armes à feu, c'est en se conformant aux préceptes du grand maître à qui l'on doit la proscription, à tout jamais, de cette thérapeutique insensée et cruelle, dont il a dû suivre les règles au début de sa carrière chirurgicale (6). Si l'on en excepte le séton dont il n'était pas prodigue et rendait l'usage presque innocent; puis les digestifs qu'il regardait comme tempérants et rafraîchissants, le livre d'Ambroise Paré reste, pour le chirurgien militaire, un guide presque

(1) *Op. citato*, t. II, p. 158.

(2) Amb. Paré, *IXe livre des Plaies faites par Harquebuses*, p. 154, 163.

(3) *Op. citato*, p. 161.

(4) *Bulletin de l'Académie*. t. XIV, p. 109 et 111.

(5) Ambroise Paré, *IXe livre des Plaies faites par Harquebuses*, p. 161.

(6) *Op. citato*, *Discours sur le livre*, etc., t. II, p. 127.

aussi sûr que s'il eût été écrit d'hier. Ceci convenu, je passe aux trois questions posées en commençant.

1° *Amputations.* La discussion actuelle a laissé la question des amputations au point où elle était avant. Ce résultat ne doit pas surprendre. En effet, les conservateurs les plus prononcés, MM. Velpeau et Malgaigne y compris, reconnaissent des circonstances où il faut amputer (1), et les partisans les plus outrés de l'amputation, ne la croient pas toujours indispensable. Reste donc à déterminer si, dans un cas donné, il faut amputer ou s'efforcer de conserver le membre. Or, quand la question est ainsi posée, c'est à l'expérience clinique, au savoir pratique du chirurgien, à prononcer. Mais quel que soit son mérite, il lui arrivera sans doute quelquefois d'amputer, quand il eût mieux valu chercher à conserver le membre, et *vice versâ*. C'est la conclusion à tirer des observations d'Ambroise Paré, qui considère l'amputation comme une ressource extrême à laquelle il ne faut pas recourir sans de puissants motifs (2). Il rapporte à l'appui de ce précepte trois cas de plaies graves par armes à feu, avec fractures des os, délabrement des articulations dans lesquelles les membres ont été conservés, et un cas également grave, où l'amputation dans l'articulation du coude a été suivie d'un plein succès (3). En pareil état de choses, je n'hésite pas à me ranger à l'opinion de M. Bégin, sur les avantages des amputations faites de bonne heure (4), même en admettant que les cas dans lesquels il convient d'y avoir recours sont moins fréquents dans une ville, où tout abonde, qu'à l'armée où l'on manque souvent de tous les moyens accessoires propres à favoriser le traitement des blessés.

2° *Plaies transperçantes.* M. Blandin a parfaitement fait connaître les cas où l'ouverture de sortie des plaies faite

(1) *Bulletin de l'Académie*, t. XIII, p. 1281 et 1431.

(2) *X^e livre, des Contusions*, etc., p. 225.

(3) *Des plaies faites par Harquebuses*, t. II, p. 165 à 168. — *X^e livre des Contusions*, p. 232.

(4) *Bulletin de l'Académie*, t. XIV, p. 106.

par des balles, est plus petite que l'ouverture d'entrée (1), et les explications de M. Huguier sont venues compléter les siennes (2). Aucune objection valable ne me semble dès lors pouvoir être élevée contre l'opinion de M. Blandin. J'en prendrai toutefois occasion de dire que dans les quatre ou cinq cas où, soit par un motif, soit par un autre, j'ai eu à examiner les cicatrices de sortie et d'entrée de plaies par balles, j'ai, comme M. Bégin, remarqué la forme enfoncée des cicatrices de ces dernières ouvertures (3).

3° *Réfrigérants.* Ambroise Paré n'a rien dit des réfrigérants. Cependant il aurait pu et peut-être dû parler de ce moyen thérapeutique, car son contemporain Doublet, chirurgien de M. de Nemours, obtenait, au rapport de Brantôme, des guérisons merveilleuses au moyen de l'eau froide employée au traitement des plaies par armes à feu (4). Au reste, avant de parler de l'emploi local des réfrigérants, il me paraît convenable de dire un mot sur leur usage dans les maladies générales aiguës, que plusieurs médecins cherchent à faire revivre.

J'ai vu recourir aux affusions froides dans un grand nombre de ces cas, et toujours alors, le médecin m'a fait l'effet d'un aveugle frappant, non pas, tantôt sur le malade et tantôt sur la maladie, mais sans rémission sur le pauvre patient, qui pour en échapper doit avoir la force de résister à la gravité de son mal, augmentée par le traitement. Quant à l'action locale du froid, je rappellerai qu'on l'a vue déjà nombre de fois produire des gangrènes locales (5) auxquelles on ne remédie pas aussi aisément qu'aux congélations partielles si fréquentes dans les pays froids. Mais il n'est pas

(1) *Op. citato*, t. XIII, p. 1364.

(2) *Op. citato*, t. XIV, p. 25 à 27.

(3) *Bull. de l'Acad.*, t. XIV, p. 89.

(4) *OEuvres complètes. Vie des capitaines illustres*, t. III, p. 395. — « Doublet, ajoute Brantôme, aidoit son traitement de sortiléges et paroles charmées, » à l'efficacité desquelles, ajouterai-je à mon tour, tout le monde n'est peut-être pas disposé à croire.

(5) Bérard jeune, *Mémoire sur l'emploi de l'eau froide*, p. 7.

nécessaire que les choses soient portées aussi loin, pour rendre le refroidissement dangereux. Le ralentissement de la circulation capillaire auquel il donne inévitablement lieu, ne peut manquer, en se prolongeant, d'exercer sur la composition des liquides un effet en sens inverse, aussi nuisible que celui qui résulte d'une circulation entravée par le gonflement, la tension d'une partie violemment enflammée. Par ces motifs, on doit, ce me semble, s'abstenir de l'emploi de la glace dans le traitement des plaies d'armes à feu, et si l'on veut recourir à l'eau froide, il faut en limiter l'usage au point où elle procure au malade un sentiment agréable de fraîcheur.

Ainsi, vous le voyez, messieurs, le traitement des plaies par armes à feu repose sur des données vraiment incontestables, et si jamais on le perfectionne ce sera en suivant les règles déjà établies, et non en leur en substituant d'autres. En résumé, cette discussion prouve que là où on aurait voulu présenter la science comme peu avancée, elle est faite et à peu près arrêtée. C'est, on peut le dire, le pendant de la retentissante discussion sur l'influence du gonflement de la rate dans les fièvres intermittentes, aboutissant à démontrer que tout ce qu'il y a de vraiment important sur ce point de pathologie se trouve dans Hippocrate.

J'aurais fini là, si je ne croyais devoir vous dire un mot du collodion qui est venu se placer en manière d'intermède dans la discussion actuelle. Je ne parlerai pas de cette nouvelle colle considérée comme agglutinative; l'art sous ce rapport n'a guère à désirer. Mais la nouvelle découverte peut-elle rendre à l'industrie les services que M. Soubeiran en espère (1)? Je crois que non; car le nouveau vernis appliqué en couche très mince sur une étoffe, sera usé par le plus léger frottement, et le tissu, rendu un moment imperméable, redeviendra ce qu'il était avant d'avoir été *collodioné*.

(1) *Bulletin de l'Académie*, t. XIII, p. 1377.

—

XII. Communication de M. BAUDENS.

(Séance du 8 août 1848.)

Le 24 juillet dernier, j'ai eu l'honneur d'écrire à l'Académie de médecine, pour la prier de confier à une commission déléguée par elle le soin d'examiner tous les blessés provenant des événements de juin. C'était à mon sens le seul moyen d'arriver à la solution d'une foule de doctrines et de préceptes thérapeutiques opposés. Un tribunal, composé de juges pris dans le sein d'une assemblée haut placée dans la science, aurait pu porter *de visu* un jugement définitif, formulé au lit des blessés, et prononcer en dernier ressort. Le jeune praticien, flottant entre la divergence d'opinions de praticiens éminents, eût trouvé un guide assuré; les intérêts de l'humanité et de la science eussent ainsi été sauvegardés. Je me trompe, ou, comme par le passé, chaque praticien soutiendra ses doctrines, s'appuyant sur des résultats satisfaisants, et l'Académie n'ayant plus comme aujourd'hui le moyen de contrôler, la science n'aura pas fait un pas en avant. Peut-être est-il regrettable qu'un membre de l'Académie n'ait pas accepté pour son propre compte, puisque c'était le seul moyen de la faire aboutir, la proposition dont j'avais pris l'initiative.

Votre honorable secrétaire m'a engagé à vous adresser un mémoire sur les faits observés dans mon service, je me hâte de répondre à son invitation, et de remercier l'Académie d'avoir bien voulu m'accorder aujourd'hui la parole par une faveur spéciale.

J'examinerai rapidement les cinq questions suivantes sur lesquelles j'ai l'honneur d'appeler votre attention.

PREMIÈRE QUESTION. — *Débridement des plaies d'armes à feu.*

La doctrine du débridement des plaies d'armes à feu, érigée en dogme par nos prédécesseurs, a, depuis dix-huit ans, été combattue par nous, par des milliers de faits concluants. Cette question est si fortement ébranlée, qu'en la posant, nous ne dirons pas : Faut-il, ou non, débrider les plaies d'armes à feu ? mais bien : Le débridement des plaies d'armes à feu doit-il être rejeté d'une manière absolue ? Nous ne discuterons même pas l'opinion du débridement toujours, une telle opinion n'est plus soutenable. Quant au débridement quelquefois, nous le repoussons également d'une manière absolue. Nous avouons même ne pas comprendre qu'on puisse vouloir du débridement quelquefois et pas toujours. Nous avons peu de goût pour les demi-moyens, pour les demi-mesures. Un principe est un principe, une vérité une vérité ; c'est tout un ou tout autre, il n'y a pas là de transaction possible.

Voyons cependant, et d'abord posons bien la question. Que doit-on entendre par débridement? Le débridement est une opération chirurgicale qui a pour objet la division des tissus aponévrotiques, spécialement des aponévroses d'enveloppes et superficielles, afin de favoriser l'épanouissement des parties lésées, de prévenir l'étranglement, d'alléger les souffrances et d'éviter la gangrène.

Or, n'est-il pas vrai que l'étranglement, dont on fait un épouvantail, est de fait très rare après les plaies d'armes à feu, quand le plomb a traversé les parties molles sans fracturer les os? Vous le voyez, j'établis de suite une distinction importante entre les plaies simples et les plaies compliquées. Pour les premières, je repousse de toute ma puissance le débridement. Quant aux secondes, s'il y a fracture, s'il existe des esquilles qu'il faille extraire ; s'il faut pratiquer une contre-ouverture, pour retirer une balle arrêtée dans les tissus ; s'il faut agrandir la plaie pour lier un tube artériel et tarir une hémorrhagie ; s'il faut faire une résection, etc.; dans tous ces cas, que j'appelle compliqués, je ne crains pas de me servir de mon bistouri ; mais, je le demande, est-ce là faire un débridement ? Est-ce là recourir à cette opération en vue des indications posées plus haut ? Non sans doute ; une erreur grossière peut seule faire confondre des opérations faites à des points de vue si diamétralement opposés.

Si on considère comme des débridements, les opérations exigées pour aller à la recherche d'une artère lésée, pour réséquer une tête d'humérus, qu'un projectile aura brisée, en vérité, je ne vois pas pourquoi les amputations faites après les grands désordres osseux feraient exception.

Hunter a prouvé que l'on avait exagéré les avantages de la méthode de débrider les plaies. Botal, depuis longtemps, en a indiqué les inconvénients. « Ce qui a pu induire en erreur, dit avec raison un célèbre chirurgien (1), c'est précisément l'usage où l'on était de débrider toutes les plaies d'armes à feu ; et comme un grand nombre de ces blessures guérissent, quelque traitement qu'on emploie, on a attribué au débridement toutes les guérisons qu'on observait. Un autre praticien, non moins habile (2), essaie de mettre d'accord les partisans et les détracteurs du débridement. Il fait bon marché du débridement pour les plaies de la tête, de la poitrine, de l'abdomen ; il le réserve pour les membres et spécialement pour la paume de la main et la plante du pied.

Nous ne saurions accepter cette manière de transiger avec des doctrines. Pendant dix ans en Afrique (3), comme depuis et après les événements de février et de juin, nous avons constamment pu nous convaincre que l'opinion de ce savant professeur n'est nullement fondée. Tout récemment des plaies d'armes à feu, siégeant à la paume de la main et à la plante du pied, dont une, entre autres, provenait d'une balle qui, entrée au dessous de la pointe du calcanéum, était ressortie à la racine des orteils, se sont comportées, malgré la présence des tissus fibreux, multiples et serrés, comme de simples plaies, sans accident aucun.

Il nous reste à peser la valeur de motifs d'un autre ordre, invoqués par les partisans du débridement.

Le débridement aurait encore pour résultat de changer la forme ronde de la plaie afin d'en pouvoir affronter les lèvres; de convertir la plaie actuelle en une plaie simple,

(1) *Gazette des hôpitaux*, 16 mars 1848.

(2) *Ib.*, 24 août 1839.

(3) Voyez notre *Clinique des plaies d'armes à feu.* Paris, 1836, in-8.

par instrument tranchant; de rendre ouverte la forme fistuleuse de la blessure; d'extraire les corps étrangers; de lier les vaisseaux lésés, de produire une saignée locale, de donner issue aux fluides extravasés, dans la circonférence de la solution de continuité, de diviser les tissus aponévrotiques et ligamenteux pour prévenir l'étranglement.

1° *Changer la forme ronde d'une plaie, afin d'en pouvoir affronter les lèvres.* — Cette indication n'a aucune valeur. L'ouverture faite par une balle guérit généralement plus vite, abandonnée à elle-même, qu'après avoir été agrandie par le bistouri; il existe d'ailleurs, au pourtour des plaies d'entrée et de sortie du plomb, un cercle de téguments sphacélés qu'un travail éliminatoire doit détacher et qui s'oppose à la réunion par première intention.

2° *Convertir la plaie actuelle en une plaie simple, par instrument tranchant.* — Mais à quoi bon? Sera-ce pour faire cicatriser la plaie par première intention? Ne voit-on pas dans ce cas que tous les tissus qui auront été divisés par le bistouri, pourront effectivement se réunir, mais qu'il ne saurait en être de même des fibres frappées de mort, par la balle qui les a déchirées, et qu'il faudra un travail éliminatoire, pour détacher et chasser au dehors les escarres qui en tapissent le trajet. Toutefois, il ne faut pas donner à ce travail une trop grande importance; car, la plupart des coups de feu qui n'ont lésé que les parties molles guérissent souvent sans suppuration profonde appréciable. Les ouvertures d'entrée et de sortie se ferment par le développement de bourgeons charnus, et se cicatrisent ensuite, comme si la plaie provenait de l'application d'un cautère, ou d'un moxa; les escarres qui tapissent le trajet disparaissent, dans ces cas, par voie de résorption.

3° *Rendre ouverte la forme fistuleuse de la plaie.* — Mais en débridant l'orifice d'une plaie, qui aura huit à dix pouces de longueur, on ne saurait remédier à l'étranglement que les aponévroses profondes devraient faire naître. Le lithotome à deux branches faciliterait singulièrement le débridement de la totalité du trajet du projectile, et je m'étonne que les partisans du débridement n'en aient pas encore indiqué l'emploi, ou plutôt cela s'explique, parce qu'on ne porte jamais le débridement si loin, attendu que cette opération est pour le moins inutile, comme nous l'avons dit. Si l'étranglement était réellement redoutable, l'indication de diviser les aponévroses profondes se serait présentée, et, malgré le danger de porter le bistouri dans des régions où siègent de gros troncs artériels, quelques préceptes eussent été posés sur ce point de thérapeutique; or, le silence absolu des auteurs vient à l'appui de notre opinion, concernant la valeur thérapeutique du débridement. J'ai quelquefois recours au lithotome, mais dans un but différent et uniquement pour faciliter l'extraction des corps étrangers.

4° *Extraire les corps étrangers; lier les vaisseaux.* — C'est également notre avis; mais alors ce n'est plus un débridement proprement dit.

5° *Produire une saignée locale.* — Sans douter des bons effets de cette dernière, il est évident qu'elle aurait plus d'inconvénients que d'avantages réels, et à ce point de vue le débridement doit encore être rejeté.

6° *Donner issue au sang extravasé dans la circonférence de la blessure.* — La force d'absorption sera assez active sans qu'il faille aider à la nature, toujours si puissante en pareil cas.

7° *Diviser les tissus aponévrotiques et ligamenteux, pour prévenir l'étranglement.* — Cette assertion qui, en théorie, semble péremptoire, doit perdre toute sa force par les faits nombreux que nous avons à lui opposer. Essayons néanmoins encore de la combattre par le raisonnement. Qu'une balle ait parcouru un trajet de dix pouces, par exemple; pour qu'il fût rationnel de débrider, ne faudrait-il pas porter le bistouri dans toute l'étendue du trajet, afin de couper les brides formées par les aponévroses profondes? Puis, pour être conséquent, cette nouvelle blessure faite par le bistouri ne différant point essentiellement de la première, et devant, comme elle, être suivie des phénomènes de l'inflammation, n'entraînera-t-elle pas un nouveau débridement? Dès lors, où faudra-t-il s'arrêter? Je me rappelle qu'à Sidi-Ferruck, en 1830, nous fîmes des débridements sur la cuisse d'un militaire atteint d'une fracture en éclat du fémur. Quelques heures après, survint une tuméfaction plus considérable encore, et j'eus de nouveau recours au bistouri; dès le lendemain, je fus effrayé d'un surcroît de tuméfaction, dont la marche n'avait pu être arrêtée; les muscles faisaient hernie, la tension était extrême; il aurait fallu débrider les aponévroses crurales, superficielles et profondes, dans toute l'étendue du membre; je compris que le débridement était impuissant pour arrêter la marche d'une lésion si grave, et je fis l'amputation. Dans les cas les plus heureux, ces dilatations aux ouvertures des plaies d'armes à feu, destinées à faciliter l'écoulement du pus, à prévenir les fusées purulentes et à modérer l'inflammation, se cicatrisent promptement par première intention, avant même la chute des escarres, et ne conservent aucun but d'utilité. Dans d'autres circonstances, qui ne sont pas rares, les débridements aponévrotiques font naître des hernies musculaires, et, selon la disposition des tissus sur lesquels ils agissent, peuvent laisser des infirmités qui, souvent, ne disparaissent qu'avec le temps et avec peine. Tel était le cas d'un militaire du 2e régiment léger, observé par nous en Algérie, dont le muscle deltoïde avait été incisé profondément et parallèlement à ses fibres dans l'étendue de quelques pouces. La plaie suppura pendant plusieurs mois avant de se fermer, et, malgré l'usage des eaux thermales, les fonctions de ce muscle n'ont pu recouvrer toute leur intégrité. Nous avons vu un grand nombre d'autres blessés dont les chairs du moignon de l'épaule, traversées en tous sens par le plomb, se sont promptement cicatrisées sans gêne des mouvements, dont la guérison se fit rapidement et sans accidents. Que si, à l'époque de la suppuration, une bride ligamenteuse s'opposait à la libre issue du liquide purulent, il serait temps encore de la diviser. Quelques auteurs ont donné à cette opération le nom de débridement consécutif; nous n'en voyons pas la raison. Chaque jour nous ménageons par des incisions convenables une facile issue au pus renfermé dans des foyers où il séjourne ; il serait tout aussi rationnel d'appeler ces incisions débridements consécutifs. Pour nous, il n'y a pas plus de débridement consécutif que de débridement préventif, parce qu'en effet, pour ce qui concerne ce dernier, nous ne voyons pas la nécessité de créer en faveur des plaies d'armes à feu un mot pour satisfaire à une indication chirurgicale vulgaire.

DEUXIÈME QUESTION. — *Faut-il, d'une plaie compliquée, faire sur-le-champ une plaie simple en enlevant toutes les esquilles, soit libres, soit adhérentes, contrairement à l'opinion généralement admise, de confier le soin de leur expulsion à un travail éliminatoire, à la suppuration ?*

Les nombreux revers dont nous avons été témoin, pour avoir voulu confier à la suppuration le soin d'expulser les esquilles, nous ont engagé à formuler le précepte de les enlever toutes immédiatement, qu'elles soient ou non adhérentes. Faites, disons-nous, d'une plaie compliquée une plaie simple, qui guérira, sans faire surgir les mille accidents qui à chaque instant viennent mettre en danger l'existence du blessé, et auxquels Lisfranc a si bien fait allusion en disant qu'il leur faut faire une guerre de partisans. Cette guerre de partisans, je la subis quand je ne puis l'éviter. Je redoute, je l'avoue, la guerre, même la mieux faite, fût-elle de partisans, et le moyen de ne pas l'avoir du tout, c'est de ne pas laisser grandir l'ennemi, c'est de le détruire en germe, et, pour cela, il faut au plus vite retirer les corps étrangers, les esquilles contenues dans les plaies, sous peine de s'exposer à payer les frais de la guerre. Des suppurations interminables, des douleurs incessantes, renouvelées à chaque élimination osseuse, épuisent la force vitale et physique ; le marasme, la résorption purulente, la diarrhée colliquative, la mort, telles sont les terribles éventualités auxquelles expose la conservation des esquilles. Ici encore, comme pour le débridement, beaucoup de praticiens s'accommodent volontiers d'une doctrine de juste milieu. Faisant bon marché des esquilles libres, ils consentent en effet à extraire celles-ci, pourvu encore que leur extraction ne présente pas trop de difficultés; mais quand elles sont adhérentes, ils les respectent avec scrupule, dans l'espoir qu'elles continueront à vivre, s'en rapportant d'ailleurs au travail éliminatoire pour le cas contraire. Nous condamnons cette pratique. Comme Dupuytren, nous divisons, pour en faciliter l'examen, les esquilles en trois groupes : *primitives*, *secondaires* et *tertiaires*.

Esquilles primitives. — Ici pas d'incertitude. Les esquilles sont libres, sans adhérences. Privées de vie, elles agissent comme corps étrangers ; l'élimination serait le plus souvent impuissante pour en débarrasser l'organisme; l'absorption n'aurait qu'une action plus douteuse encore ; d'ailleurs, temporiser serait s'exposer gratuitement à des dangers sérieux, à des phénomènes de tuméfaction avec étranglement, à des suppurations abondantes, longues, interminables, à l'infection purulente, à l'épuisement, et finalement à la mort. On le voit, il est urgent d'extraire les esquilles laissées libres dans la plaie, le plus vite possible ; tout retard est préjudiciable. La réaction locale apparaît, le trajet parcouru par le plomb se ferme, et désormais l'exploration et l'extraction deviennent difficiles, très douloureuses.

Esquilles secondaires. — Dupuytren avait raison, un certain nombre d'esquilles secondaires finissent par perdre leurs adhérences, par cesser de vivre, et deviennent corps étrangers au milieu de l'économie. Ces esquilles jouent un rôle en tout semblable à celui des esquilles primitives; et, comme elles, il faut se hâter de les extraire. Mais s'il est possible au moment de la blessure de reconnaître au moyen du doigt introduit dans le trajet les pièces d'os libres et adhérentes, cet examen n'est plus permis quand est survenue la tuméfaction. Quelle conduite tenir à l'égard des esquilles qu'on suppose avoir perdu les adhérences sur lesquelles était fondé l'espoir de pouvoir les conserver? Attendre pour les retirer qu'elles se présentent à l'orifice de la plaie, entraînées par les matières purulentes? Mais c'est s'exposer, comme nous l'avons dit, aux dangers de la temporisation, aux foyers purulents, abondants, multiples, intarissables, dont les conséquences sont si souvent l'infection purulente, le marasme, la mort! Se contenter de sonder la plaie avec les instruments métalliques ordinaires, introduire des pinces et faire tout doucement effort sur le corps étranger, c'est toujours temporiser, et d'ailleurs ces moyens sont toujours insuffisants. Agrandir la plaie, y engager le doigt pour étudier le degré de mobilité des pièces osseuses, ce serait payer trop cher un mode d'exploration qui, parfait au moment de la blessure, ne saurait plus tard être employé qu'avec réserve et exceptionnellement. On le voit, il n'est pas douteux, et Dupuytren lui-même eût été incontestablement de notre avis que ces esquilles devraient être retirées sur-le-champ, n'était la difficulté de les distinguer de celles qui ont conservé des adhérences assez solides pour continuer à vivre.

Ces esquilles, qui continuent à vivre, ou qui semblent devoir continuer à vivre, est-il bien réellement avantageux de les conserver? Englobées dans le cal, concourent-elles bien réellement d'une manière utile à sa formation, comme le disait Dupuytren? Nous ne saurions partager cette opinion énoncée d'une manière si absolue. A la suite de coups de feu ayant fracturé des os longs, les esquilles sont presque toujours tellement multiples, tellement déjetées en tous sens, elles sont souvent si profondément entrées dans les chairs; leur présence fait naître tant d'accidents redoutables, elles entraîneraient si souvent, à notre sens, l'amputation du membre, si une main habile n'intervenait immédiatement pour extraire toutes les pièces osseuses, détachées ou non, que nous ne pouvons expliquer le conseil donné par l'illustre chirurgien en chef de l'Hôtel-Dieu, qu'en songeant qu'il a appliqué au traitement des fractures par coups de feu, le traitement des fractures compliquées, et provenant de toute autre cause. Sans doute, le passage d'une voiture chargée sur un membre pourra déterminer des lésions des os, aussi graves, plus graves même, que celles provenant de coups de feu, mais alors il existe presque toujours une large brèche aux plaies molles ; le dégât profond peut aisément être apprécié du doigt et de l'œil. Un chirurgien, pour peu qu'il ait de pratique, peut prendre de suite un parti avec confiance : il décide l'amputation, ou bien il tâche de conserver le membre. Dans cette dernière hypothèse, les fragments osseux peuvent être rapprochés, les esquilles être replacées ou être dégagées des chairs au centre desquelles elles se trouvent engagées, et si plus tard elles perdent leurs adhérences, elles trouvent pour sortir une issue facile. Après les coups de feu, il est rare qu'on puisse apprécier la lésion *de visu :* on est bien heureux quand on peut la toucher et l'étudier avec le doigt, et si l'on n'a beaucoup vu, beaucoup observé, on se rend difficilement compte des dégâts effrayants et insidieux qu'une balle peut produire. Je dis insidieux parce qu'en effet les apparences sont trompeuses. La plaie des parties molles paraît peu sérieuse ; la déformation du membre n'est pas autre que ce qu'elle est d'habitude ; rien, à moins d'un examen à fond, ne fait préjuger la gravité et l'étendue de la lésion osseuse. C'est pour avoir acquis de ces blessures une expérience à laquelle je ne suis arrivé que graduellement, et après des tâtonnements quelquefois funestes même, qu'actuellement je ne crains pas d'avancer que toutes les esquilles, à très peu d'exceptions près, et dont l'appréciation appartient au tact du chirurgien, doivent être retirées sur-le-champ.

Je me résume et je dis : « A un très petit nombre d'exceptions près, toutes les esquilles appelées secondaires par Dupuytren doivent être extraites le plus vite possible. D'une part, attendu que bon nombre d'entre elles, perdant ultérieurement leurs adhérences, exposent aux dangers signalés et inhérents à la conservation des esquilles primaires ; d'autre part, parce que les fractures provenant de coups de feu n'échappent le plus souvent à l'impérieuse nécessité de l'amputation qu'à la condition de faire d'une plaie compliquée une plaie simple, et cela en retirant immédiatement les nombreuses pièces d'os, dont les pointes déchirent les parties molles et font naître des accidents presque toujours mortels. Qu'elles soient entièrement détachées ou non, peu importe, les esquilles doivent être retirées. Non seulement elles doivent être retirées à l'instant même, mais encore il faut quelquefois réséquer les angles des fragments, et en agissant ainsi on pourra, comme nous le démontrerons plus tard, conserver des membres qu'une conduite plus timide condamnerait inévitablement à être amputés.

Est-il besoin d'ajouter, à l'appui de notre opinion, qu'il arrive assez souvent que les esquilles secondaires, d'abord comprises dans la masse du cal, deviennent plus tard esquilles tertiaires? La vie qu'elles recevaient des vaisseaux et des nerfs, au moment où le cal s'est étendu sur elles et les a englobées, finit, après un temps plus ou moins long, après même des années, par s'éteindre graduellement par l'extension d'un travail de nécrose, qui, de partiel, est peu à peu devenu général. De là des fistules à éclipses qui se ferment et se rouvrent; de là une foule d'opérations graves et laborieuses; de là la nécessité d'appliquer le trépan au cal pour retirer des séquestres; de là encore l'indication des amputations consécutives et dont l'infirmerie des Invalides a fourni tant d'exemples parmi les militaires blessés dans les guerres de l'empire.

A quelle époque faut-il retirer les esquilles? Le plus vite possible. Quand on ne peut être appelé en temps opportun, quand la tuméfaction survenue d'une manière notable a fermé le trajet parcouru par le plomb, dans ce cas, nous pensons qu'on fera bien de temporiser. A moins que des accidents ne forcent à agir, il faudra attendre l'époque de la suppuration, le moment de la détente, pour enlever les os brisés. Cette opération renouvelle des douleurs toujours suivies de réaction et de complication, plus ou moins graves et faciles à éviter, quand le chirurgien opère peu d'instants après la blessure.

Vingt-neuf faits relatifs à des résections et à des esquilles extraites après des coups de feu reçus en juin dernier, sont consignés dans ce mémoire. Ils viennent à l'appui de nos théories. Je n'ai perdu aucun des blessés appartenant à cette catégorie, si ce n'est le brave général Duvivier, mort d'ailleurs de toute autre cause.

TROISIÈME QUESTION. — *Les réfrigérants, et la glace en particulier, doivent-ils constituer la base essentielle du traitement des plaies d'armes à feu?*

Les plaies d'armes à feu étant des plaies contuses au suprême degré, il faut s'attendre à une réaction inflammatoire des plus violentes. Pour s'y opposer, quoi de plus rationnel que de recourir à la médication la plus puissante?

Je ne connais rien de plus énergique et de plus souverain que la méthode des réfrigérants et de la glace, avec ou sans addition de sel marin, selon qu'il convient d'obtenir un degré plus ou moins prononcé de froid.

Les réfrigérants et la glace, que nous employons depuis 1830, avec tant de succès, pour combattre toute lésion provenant de causes traumatiques, ont soulevé et soulèvent encore de vives répulsions. La grande objection, c'est le danger des répercussions.

La répercussion ne saurait se produire qu'autant que la soustraction de calorique, dans la partie lésée, serait assez grande pour abaisser la température locale au-dessous de l'état normal. Or, si cet écueil est si facile à éviter, comme il me sera facile de le démontrer, qu'il soit à peu près imaginaire; le grand argument opposé à la glace reste sans valeur.

Celle-ci doit prendre, dans le domaine thérapeutique, la grande place que nous lui avons assignée et que l'on tenterait vainement de lui refuser plus longtemps.

Le danger des répercussions, attribué à la glace, n'a pu exister qu'en théorie. Je ne pense pas, en effet, que ce puissant sédatif ait été employé en chirurgie avant moi, pour combattre les lésions traumatiques en général. Je ne sache pas que le nombre des praticiens qui ont pu suivre mon exemple soit bien grand, et parmi ceux-ci, nul, que je sache, n'a pu constater le danger de la répercussion; tous, au contraire, accordent à la glace des éloges mérités.

Malgré le démenti donné chaque jour à la théorie, des préjugés, dont ne peuvent se défendre même des praticiens du plus grand mérite, restent dans toute leur force.

C'est qu'en effet, théoriquement parlant, il est difficile de comprendre qu'un membre puisse être frappé à la glace pendant huit, quinze jours et même un mois sans danger, quand il est si facile de se convaincre qu'un simple glaçon tenu entre les doigts, une minute seulement, suffit pour ainsi dire pour les congeler et faire naître de violentes douleurs, avec constriction insupportable. C'est qu'ici la glace porte son action sur des tissus sains, tandis que nous ne l'employons que sur des tissus lésés par une cause traumatique. Tandis que dans un cas, la glace soustrait du calorique normal, dans l'autre, elle soutire du calorique pathologique. Cette distinction est capitale, il importe de ne jamais la perdre de vue. Bien comprise, les barrières qui nous séparent de nos adversaires, tomberont d'elles-mêmes.

Écoutons maintenant parler les faits et observation.

Quand une lésion traumatique se produit, quand la douleur appelle l'afflux du sang, une impulsion plus vive est imprimée aux mouvements d'oscillation moléculaire et fibrillaire avec engorgement des vaisseaux, avec congestion locale pouvant aller jusqu'à l'étranglement, avec exaltation des phénomènes de la chimie vivante, il se produit alors un foyer de calorique morbide, en un mot, il y a inflammation.

Bien qu'il ne faille pas attendre le développement de ces phénomènes pour employer la glace, bien qu'il faille chercher au contraire à s'opposer à leur évolution en recourant le plus vite possible à ce puissant modificateur. C'est à ce moment que je veux ici étudier l'action de la glace, comme agent thérapeutique, pour essayer de porter la conviction dans les esprits.

Dans ces conditions, appliquées sur une plaie, des sangsues, par l'effet de leur succion, et par la douleur de leur piqûre, favorisent la congestion, à moins de les appliquer en grand nombre ; les lotions tièdes pour favoriser l'écoulement sanguin, les cataplasmes, apportant de la chaleur là où elle est déjà en excès, sont un contre-sens; les saignées générales affaiblissent quelquefois sans grand résultat pour la lésion locale, qui reste chaude, brûlante et devient quelquefois le siége de douleurs lancinantes et d'un érysipèle phlegmoneux. Je condamne cette médication, je le répète, il ne faut pas attendre le développement de ces phénomènes inflammatoires pour employer la glace; en chirurgie comme en politique, il est préférable de prévenir le mal, pour n'avoir pas plus tard à le combattre. Mais enfin, je suppose le mal arrivé à cette période, que faut-il préférer aux sangsues, aux cataplasmes? Nous faisons sur le siége de la lésion une saignée locale continue, non de sang, ce qui appauvrirait l'économie et prédisposerait aux résorptions purulentes, mais bien de calorique. Cette saignée de calorique, nous l'obtenons avec la glace seule, ou mélangée au sel marin, qui, dans certaines proportions, peut faire descendre la température jusqu'à 14° au-dessous de zéro. Quand il y a étranglement des gaînes tendineuses, il est indispensable de recourir au dernier moyen; non pas pendant quelques heures, mais pendant plusieurs jours consécutifs. Et, chose inouïe, presque impossible à croire quand on n'en a pas été témoin, le blessé, soulagé par cette puissante décharge du calorique morbide, qui congèlerait promptement un membre placé dans les conditions normales, déclare que le membre, ainsi frappé à la glace, est encore plus chaud que l'autre. Par le toucher il est facile de se convaincre que le blessé a raison. Que si la couche tégumentaire externe est froide, profondément, il existe un foyer intense de calorique pathologique.

Je livre ces faits, dont le Val-de-Grâce est chaque jour témoin, à la méditation des praticiens et des physiologistes; il y a là une question de calorification digne de leur examen à un double point de vue. Comment! le thermomètre ne s'élève que d'une manière presque insignifiante, appliquée à mesurer le calorique morbide le plus intense, et il est cependant possible d'en soutirer des quantités énormes pendant plusieurs jours ! A un autre point de vue, est-il possible de soutenir que la calorification a sa source uniquement dans le poumon ? N'est-il pas, au contraire, démontré par ce qui précède, que chaque lésion traumatique engendre un foyer de calorique local, entretenu par l'action du sang artériel sur le parenchyme des organes, et par un travail de décomposition.

Sous l'empire de la soustraction du calorique morbide par la glace, la surexcitation nerveuse cesse, les élancements s'éloignent de la région lésée pour n'y plus rentrer ; la chaleur locale et générale diminue notablement ; la langue s'humecte, les réactions viscérales disparaissent, le pouls descend parfois de 130 à 50 ou 40 pulsations. Au bout de quelques jours le blessé se sent rafraîchi. A d'atroces douleurs succèdent une sédation, un calme, un bien-être inexprimables.

Quand le foyer de calorique commence à s'épuiser, le malade en est averti par une sensation infaillible, le froid cesse d'être bienfaisant, et quand il n'y a plus que du calorique normal, quand le foyer est éteint, au sentiment de bien-être succède un sentiment désagréable ; c'est le moment d'enlever graduellement la glace et de la remplacer par une compresse mouillée, qu'on supprime elle-même au bout de quelques jours.

Avant d'appliquer la glace, nous disposons la partie lésée sur un coussin de crin présentant une plan incliné vers le tronc ; sur ce coussin est appliquée une toile imperméable, repliée sur les côtés, pour diriger l'eau provenant de la fonte de la glace dans un baquet placé près du lit. La partie blessée est mise sur cet appareil ; elle est même recouverte dans toute sa circonférence d'une légère couche de charpie, sur laquelle des glaçons en nombre variable, au gré du chirurgien, sont déposés, et qu'on remplace au fur et à mesure qu'ils fondent. Quand un excès de réaction n'est plus à redouter, quand la suppuration s'établit facilement, on supprime la glace pour recourir à des fomentations froides, décoctions de fleurs de sureau, avec addition, par litre, de

15 gr. de teinture d'opium. Si plus tard, par un excès d'inflammation, des accidents tels que phlegmon profond, érysipélateux, se produisent, on reprend avec un avantage incontestable la glace jusqu'à ce que la suppuration redevienne louable. Ici encore pas de dangers de répercussion. Un excès d'inflammation avait fait naître des accidents. Rien de plus logique que de la combattre de nouveau par le froid.

Il peut arriver dans la deuxième période que la partie lésée ou ses environs restent le siége d'une subinflammation caractérisée par de la dureté, de l'induration; dans ce cas, mais dans ce cas seulement, nous employons avec succès, pendant un ou deux jours, un cataplasme de farine de lin à nu, arrosé d'huile opiacée. On abuse trop du cataplasme; en sacrifiant à la routine, on ne voit pas combien il est souvent dangereux de placer les téguments entre deux macérations : l'une à la face interne, représentée par le pus; l'autre en dehors, par le cataplasme. Il résulte de cette pratique un défaut de tonicité, de ressort des tissus et des ulcères atoniques qui obligent à recourir à la décoction de quinquina, ou bien au vin aromatique opiacé.

En résumé, la glace, telle que nous l'employons, est une arme puissante, plus puissante que toute autre, pour combattre les lésions traumatiques. Elle est facile à manier, et tout praticien qui en aura fait usage une fois ne voudra plus s'en dessaisir.

Après les journées de février, les critiques les plus sanglantes ont été faites au traitement par la glace. Le traitement suivi au Val-de-Grâce avait néanmoins ébranlé bien des convictions, à ce point que beaucoup de praticiens n'ont pas craint d'en faire l'essai sur les blessés de juin. Je fais des vœux pour qu'ils veuillent bien faire connaître les résultats obtenus. En attendant, l'un des adversaires les plus opposés à la glace l'a jugée avec moins de sévérité depuis juin, et bien que dans son appréciation il fasse une large part aux chaleurs de la saison, je me réjouis de ce changement d'appréciation, dans l'intérêt scientifique.

QUATRIÈME QUESTION. — *Quand les fractures soit du corps, soit des épiphyses des os des membres, ne dépassent pas certaines limites, faut-il préférer la résection à l'amputation ? Quelles sont les lésions qui commandent l'une ou l'autre ?*

Nous établirons tout d'abord une distinction importante entre les lésions du squelette appartenant au membre pelvien et celles du membre thoracique.

Le membre pelvien, destiné à supporter le poids du corps, a besoin d'une grande solidité. Il est entouré de muscles puissants et volumineux, qui donnent aux solutions de continuité un haut degré de gravité. En effet, par leur puissance les muscles tendent à écarter les fragments ; par leur volume ils rendent les os moins accessibles aux moyens de déligation et à la main du chirurgien lorsqu'il doit aller à la recherche d'esquilles nombreuses, ainsi qu'on le voit après l'action des balles.

Par ces motifs, nous sommes d'avis que les résections des surfaces articulaires, aussi bien que celles du corps des os du membre inférieur, ne doivent être faites que pour des cas tout à fait exceptionnels, et que l'amputation, au contraire, doit être la règle.

A. Examen des fractures du corps des os appartenant au membre pelvien. La résection devra porter sur les fractures isolées du corps du tibia ou du péroné. Rien de plus rationnel, en effet, que d'extraire quelques pièces d'os isolées et détachées de l'un de ces os. Quand le tibia et le péroné sont fracturés ensemble, l'amputation est indiquée : toutefois elle n'est pas rigoureusement indispensable, grâce à l'extraction de toutes les esquilles faite deux heures après l'accident ; grâce à la glace employée pendant un mois ; grâce à notre appareil, si bien disposé pour maintenir l'extension, la contre-extension et la coaptation, nous avons pu éviter l'amputation à un officier blessé en juin et dont le fait se trouve rapporté à la fin de notre rapport. En campagne, il n'y aurait pas à hésiter, il faudrait amputer immédiatement.

Les fractures du corps du fémur demandent impérieusement l'amputation immédiate. Ces fractures sont accompagnées d'esquilles nombreuses et étendues. Deux fois seulement je n'ai pas rencontré d'esquilles. La balle, aplatie contre l'os, était restée dans la plaie en épuisant sa puissance contre le fémur; elle l'avait fracturé tout juste, mais sans éclat. Le premier blessé a été amputé par moi, à la campagne de Mascara, et il a guéri. Le second provient des journées de juin; il est au Val-de-Grâce, dans un appareil à fracture, et il est à craindre qu'il ne succombe. Je suis d'avis que, même dans ce cas, quand il n'y a pas d'esquilles, il suffit d'une fracture du fémur, avec plaie, pour exiger l'amputation aux armées.

Je sais qu'il existe des exemples de guérison avec raccourcissement et fistules entretenues pendant des années; mais pour sauver deux blessés atteints de fracture du fémur et les guérir avec infirmité, on en laissera périr trente, dont qninze au moins auraient survécu à l'amputation immédiate.

B. Examen des lésions épiphysaires des os, appartenant au membre pelvien. Nous pensons, bien que nous ne l'ayons pas encore pratiqué, que s'il fallait choisir entre la désarticulation coxo-fémorale et la résection de la tête du fémur, il serait préférable de recourir à celle-ci. Il arrive quelquefois, en effet, que la tête du fémur est seule entamée par le plomb, et une résection paraît ici parfaitement indiquée. Une écornure faite par une balle dans le grand trochanter, pourvu qu'il n'y ait pas solution de continuité complète du fémur, ne constitue pas un cas d'amputation. Cette lésion guérit le plus souvent comme une plaie simple, à la condition que toutes les esquilles auront été enlevées et qu'une large solution de continuité des parties molles donnera aux matières purulentes une facile issue. Nous avons observé plusieurs blessures de ce genre, dont une en voie de guérison est actuellement dans notre service.

Toute fracture, quelque minime qu'elle soit, de l'extrémité articulaire inférieure du fémur, commande impérieusement l'amputation immédiate. Les journées de juin ont amené à l'hôpital quatre militaires atteints de blessures semblables.

Nous avons agrandi la plaie, extrait de petites parcelles d'os, pour ne pas laisser de corps étrangers dans l'articulation et donner au pus un écoulement facile. La glace a été employée ; nous avons pu ainsi retarder la marche des accidents; néanmoins nous avons dû faire des amputations consécutives, qui toutes ont été suivies de mort. Tandis que nous rangeons parmi les cas d'amputation les lésions articulaires de l'extrémité inférieure du fémur, nous pensons, au contraire, qu'il convient de tenter la conservation du membre, quand la lésion a son siége sur l'extrémité supérieure du tibia, soit latéralement, soit au-dessous de la rotule ; il suffit, dans ce cas, d'extraire les esquilles et de prévenir, à l'aide de réfrigérants, une arthrite traumatique. La différence de gravité tient à ce qu'il est difficile d'opérer une brèche dans les condyles du fémur sans ouvrir l'articulation du genou, tandis que celle-ci peut être intacte, alors même qu'il existe une lésion au condyle interne ou externe du tibia. Février et juin nous ont donné dix blessés de ce genre, qui tous ont très bien guéri.

La fracture de l'articulation tibio-tarsienne est aux armées un cas d'amputation immédiate. Celle des os du tarse et du métatarse commande l'extraction immédiate des esquilles, et permet de réserver l'amputation consécutive. On verra, dans notre rapport, que nous avons sauvé le pied à un militaire dont le calcanéum a été traversé de part en part de dehors en dedans par une balle.

A. Examen des fractures du corps des os appartenant au membre thoracique.

Toute fracture isolée du cubitus et du radius exige la résection. Il m'est arrivé d'enlever l'un ou l'autre de ces os presque en totalité, et de conserver le membre ; juin nous en a fourni plusieurs exemples. La fracture simultanée des deux os radius et cubitus, à moins de graves complications, exige également la résection, à l'exclusion de l'amputation.

Les fractures du corps de l'humérus, quand les esquilles ne sont pas trop nombreuses, permettent d'éviter l'amputation, à la condition expresse d'extraire immédiatement toutes les pièces d'os, et de faciliter l'écoulement du pus par une large issue placée dans le point le plus déclive. Dans ces cas, l'amputation consécutive est réservée.

B. Examen des lésions épiphysaires des os, appartenant au membre thoracique.

Toute lésion de la tête de l'humérus, avec ou sans fracture du col, commande la résection, à l'exclusion de l'amputation dans l'article. J'ai pratiqué cette résection en Afrique avec des succès fort remarquables. Trois blessés de juin, un dans mon service, deux dans celui de M. le professeur Marchal, ont subi la résection de la tête de l'humérus, d'après mon procédé opératoire, et les trois ont guéri rapidement.

Les fractures des extrémités articulaires du coude sont à la fois des cas de résection ou d'amputation, selon la gravité de la lésion. Je pense que si la résection peut être limitée à l'extrémité articulaire de l'un des trois os du coude, il n'y a pas à hésiter à y recourir. Des deux militaires auxquels j'ai réséqué l'extrémité articulaire inférieure de l'humérus, l'un est mort un mois après l'opération, l'autre est radicalement guéri.

Les fractures de l'articulation radio-carpienne sont des cas d'amputation, à moins qu'il n'y ait qu'une lésion simple, ce qui permettrait de tenter la conservation du membre et de réserver l'amputation.

Les fractures isolées du carpe et du métacarpe permettent presque toujours de sauver la main en enlevant les esquilles, ou bien à l'aide d'amputations partielles.

Ces considérations importantes résument ma pratique sur les plaies d'armes à feu au point de vue des amputations. Je les ai présentées sommairement pour les rendre plus saillantes et ne pas abuser de la parole que vous avez bien voulu m'accorder.

Il me reste *une cinquième question à examiner. Celle des amputations immédiates et consécutives.*

Le développement donné à la question qui précède et qui se lie si intimement à celle-ci me permettra de ne pas entrer dans des considérations fort étendues. En examinant les fractures, nous avons déjà indiqué dans quels cas il faut ou se borner à extraire les esquilles, ou faire des résections, ou bien amputer. On a remarqué qu'il y a des cas où, flottant entre la résection et l'amputation, nous avons conseillé la résection d'abord, en réservant l'amputation consécutive si des accidents ultérieurs la rendent indispensable.

A part cette réserve commandée par la sagesse, réserve qui encore ne s'applique presque toujours qu'au membre supérieur, à l'exclusion du membre inférieur, parce que les amputations consécutives sont bien moins graves, appliquées au premier qu'au second; à part ces réserves, disons-nous, nous ne comprenons pas qu'aujourd'hui la question des amputations immédiates et consécutives puisse laisser la moindre incertitude.

Voici notre règle de conduite invariable : après examen du membre fracturé, quand du doigt, sinon de l'œil, nous avons pu compter et apprécier le nombre, la longueur, la direction des esquilles, de deux choses l'une : ou l'amputation nous paraît indiquée, et nous la pratiquons immédiatement, ou bien il y a doute, il y a espoir de conserver le membre, alors nous faisons d'une plaie compliquée une plaie simple, en retirant les esquilles, et nous essayons de conserver le membre, réservant l'amputation consécutive en cas d'échec. Sur 14 amputations faites immédiatement après juin, 11 ont été suivies de guérison, et sur les 3 suivies de mort, on peut attribuer dans un cas le décès à une complication de plaie pénétrante de poitrine. En écartant ce décès, nous aurions 11 guéris, 2 morts. Sur 6 amputations consécutives, nous avons 6 décès.

Ces faits parlent assez haut en faveur de l'amputation immédiate.

Nous terminons ici la lecture de notre mémoire en remerciant l'Académie de la bienveillante attention qu'elle a bien voulu nous prêter. Nous déposons en même temps que le mémoire que nous venons de lire un état sommaire concernant les blessés de juin. Je demande à n'en lire que les conclusions.

—

Tableau général du service depuis le 28 juin.

Le service comprend les salles 25 et 26, pour les sous-officiers et soldats, et les salles 2, 9, 10, 15, et 1re pour les officiers. Les blessés reçus appartiennent à l'armée, à la garde républicaine, aux gardes nationales, mobile et sédentaire, et à la classe civile. Le chiffre total s'est élevé à 164, dont 49 officiers, Le 6 août, au matin, il n'en reste plus que 66 ; de sorte qu'il y a eu jusqu'à ce jour 98 sorties par guérison ou par décès. Les morts sont au nombre de 28 ; le plus grand nombre a succombé dans les premiers jours des blessures.

AMPUTATIONS PRIMITIVES. 14.	Restants.	Sortis par guérison.	Sortis par décès.	Total.
Scapulo-humérale	1	»	»	1
Du bras	1	»	»	1
Du coude (huméro-cubitale) compliquée de plaie pénétrante de poitrine	»	»	1	1
De l'avant-bras	1	»	»	1
Du poignet (D. radio-carpienne)	1	»	»	1
De plusieurs doigts avec les métacarpiens	4	»	»	4
D'une ou de deux phalanges	2	»	»	2
Coxo-fémorale	»	»	1	1
De la cuisse	»	»	1	1
De la jambe	1	»	»	1
	11	»	3	14

AMPUTATIONS CONSÉCUTIVES. 6.	Restants.	Sortis par guérison.	Sortis par décès.	Total.
Scapulo-humérale	»	»	1	1
Du bras	»	»	1	1
De la cuisse	»	»	4	4
	»	»	6	6

RÉSECTIONS OU EXTRACTION D'ESQUILLES. 29.

Des os du crâne	2	2	4
De la face (os maxillaire inférieur et malaire)	1	»	1
De l'omoplate (angle supérieur interne)	1	»	1
De la tête de l'humérus résection)	1	»	1
Des extrémités articulaires du coude	1	1	2
Du radius	4	»	4
D'un métacarpien	1	»	1
D'une côte	1	»	1
De l'os iliaque	3	»	3
Du fémur	2	»	2
Du tibia et du péroné	2	»	2
Du tibia seul	4	»	4
Du péroné seul	2	»	2
Du calcanéum	1	»	1
	26	3	29

28 MORTS PAR

Plaies de tête avec commotion et épanchement sanguin	4
Fracture compliquée de plusieurs os de la face	1
Plaies pénétrantes de poitrine	5
Plaies pénétrantes d'abdomen	3
Plaies de la cuisse par coup de poignard, et entéro-péritonite	1
Plaies des deux genoux avec fracture des condyles du fémur	1
Plaies de la jambe avec accidents tétaniques et infection purulente	1
Plaies du pied avec accidents nerveux, fracture du scaphoïde	1
Résection du coude et infection purulente	1
Amputations primitives dont l'une compliquée de plaie pénétrante de poitrine	3
Amputations consécutives avec infection purulente	6
Sphacèle d'un membre, hémorrhagie. Lésion de l'artère crurale	1
	28

INDICATION SOMMAIRE DES DIVERSES ESPÈCES DE BLESSURES PAR RÉGION.

Plaies de tête.

1° DU CRANE AVEC LÉSION OSSEUSE.

DESLER. 73e de ligne. Salle 25, n° 5. Plaie en gouttière au cuir chevelu avec dénudation osseuse et légère écornure. En bonne voie de guérison.

VILLEMAIN. Civil. Salle 25, n° 35. Plaie de la région temporale avec fracture du temporal (partie écailleuse et roches) et du sphénoïde et du maxillaire inférieur. Extraction d'esquilles et du condyle du maxillaire. Mort le 6e jour.

X. Civil. Salle 25, n° 44. Plaie de la région temporo-faciale, avec hernie du cerveau. Mort le 2e jour.

VIGNERON. Civil. Salle 25, n° 49. Plaie de la région sourcilière avec fracture et commotion. Fracture comminutive du fémur. Mort le jour même.

LAVIEILLE. Sous-lieuten. garde répub. Salle 9, n° 5. Plaie de la région occipito-pariétale, avec fracture de l'occipital et du pariétal. Mort le 20e jour.

ALBOUYS. Sous-lieut. au 61e de ligne, Salle 1re, n° 18: plaie de la région syncipitale avec écornure du tissu osseux. État satisfaisant.

BONNET. 24e léger, Salle 25, n° 34: plaie de la région occipito-pariétale droite, avec accidents de commotion et d'érysipèle. En voie de guérison.

DU CRANE AVEC LÉSION OSSEUSE.

LAVERGNE. Sous-lieut. garde mobile, Salle 11, n° 21: plaie de la région occipitale, accidents érysipélateux. En voie de guérison.

2° DE LA FACE AVEC LÉSION OSSEUSE.

BERNOS. Garde mobile, Salle 25, n° 24: plaie de la région génienne avec fracture du maxillaire supérieur et de la voûte palatine; contusion du poignet droit et sphacèle du membre supérieur droit. Mort le 10e jour.

VILLEMAIN. Civil, Salle 25, n° 35: plaie contuse à la région sourcilière (Voir aux plaies du crâne).

MANDARD. Civil, Salle 25, n° 39: plaies à la nuque et à l'épaule gauche; plaie à la région malaire, avec fracture du malaire et de l'apophyse orbitaire externe, guérison avec ectropion; opération de Blépharoplastie.

PAROT. Civil, Salle 25, n° 40: plaie de la région mentonnière avec fracture du maxillaire inférieur; extraction de quelques esquilles et réduction. En voie de guérison.

LESAGE. Capitaine, Salle 1re, n° 6: plaie de la région mentonnière avec fraction du maxillaire inférieur; réduction avec fil métallique. En voie de guérison.

Plaies de la tête. (Suite.)

DE LA FACE SANS LÉSION OSSEUSE.	GROUX. Garde mobile, Salle 26, n° 19 : grains de plomb implantés dans la peau des régions frontale et naso-labiale. Guérison.
	CIROUET. Garde mobile, Salle 26, n° 20 : plaie contuse à la région malaire. Guérison.

Plaies de la poitrine.

(a) NON PÉNÉTRANTES.	LOY. 7e léger, Salle 25, n° 10 : plaie des parties molles du thorax. Guérison.
	BARLET. Garde mobile, Salle 25, n° 13 : plaie des parties molles du thorax. Guérison.
(b) PÉNÉTRANTES.	DAGRAY. Civil, Salle 25, n° 28 : plaie pénétrante du côté droit du thorax ; emphysème et épanchement pleurétique sanguin. En voie de guérison.
	GOGUIN. Garde national, Salle 26, n° 18 : plaie pénétrante du thorax du côté gauche et plaie avec fracture de l'avant-bras ; désarticulation huméro-cubitale. Mort le 10e jour à la suite d'accidents pulmonaires. Le moignon était en voie de cicatrisation.
	GRESTIN. Salle 26, n° 29 : plaie pénétrante du thorax du côté gauche, avec fracture de la 7e côte. Mort le 3e jour.
	HEFS. Garde mobile, Salle 26, n° 50 : plaie du thorax du côté gauche avec épanchement sanguin à la base ; expectoration par les bronches du liquide épanché dans les plèvres. Etat assez satisfaisant.
	LEBRIS. Chef d'escadron d'état-major, Salle 15, n° 2 : du thorax plaie pénétrante du côté droit avec fracture de côte ; épanchement pleurétique et péricardite. Etat grave.
	JACOMET. Capitaine garde mobile, Salle 11, n° 29 : plaie pénétrante du côté droit du thorax ; pneumonie, épanchement pleurétique, etc., fracture de côte. Mort le 22e jour.
	LEPRIN. Officier en disponibilité, Salle 11, n° 28 : plaie pénétrante du thorax du côté droit. Mort le 2e jour.
	RAVET. Commandant du 75e de ligne, Salle 10, n° 1 : plaie pénétrante du côté droit du thorax ; point d'accidents. En bonne voie de guérison.
	MEYER. Officier garde mobile, Salle 1re, n° 16 : plaie pénétrante du thorax du côté droit. Mort le 4e jour.

Plaies de l'abdomen.

NON PÉNÉTRANTES.	VASE. Garde mobile, Salle 25, n° 3 : plaie de la région latérale gauche des parois abdominales. Guérison.
PÉNÉTRANTES.	X... Civil, Salle 25, n° 48 : plaie de l'hypochondre droit avec fracture de la dernière fausse côte et hernie épiploïque ; balle perdue. Mort le même jour.

Plaies de l'abdomen. (Suite.)

PÉNÉTRANTES.

DRÉANEAU. 73e de ligne. Salle 26, no 3 : plaie de l'hypochondre droit à la partie postérieure; balle perdue dans l'abdomen ; fistule hépatique. Etat satisfaisant.

BRAQUEHAIS. 28e de ligne, Salle 26, no 48 : plaie de la région sous-ombilicale, en voie de guérison, avec anus artificiel ; péritonite consécutive par imprudence. Mort le 7e jour pour avoir pris des aliments achetés à un infirmier.

PIROLEY. Sous-lieut. garde mobile, Salle 11, no 7: plaie de la région épigastrique à droite avec fistule hépatique. En voie de guérison.

ST-LÉGER. Officier garde mobile, Salle 11, no 22 : plaie pénétrante de l'abdomen. Mort le même jour.

HALTAN. 28e léger, Salle 1, no 4: plaie de la couche adipeuse épiploïque de l'abdomen. Guérison.

Plaies de la région dorsale.

SANS LÉSION OSSEUSE.

BARDOU. Sapeur pompier, Salle 25, no 31 : deux longs sétons croisés en X à travers les parties molles de la région interscapulaire. Guérison.

BAUDRY. 73e de ligne, Salle 26, no 15 : plaie à la région supérieure et latérale droite du dos. Extraction de la balle. Guérison.

Plaies du membre supérieur.

1o DE L'ÉPAULE SANS LÉSION OSSEUSE.

MANDARD. Plaie à l'épaule gauche, large gouttière avec perte de substance par un biscaïen (déjà cité aux plaies de la face), Salle 25, no 39.

CORNU. Garde mobile, Salle 25, no 41 : plaie de l'épaule droite. Guérison.

HIOTHEZ. Sous-lieut. du 61e de ligne, Salle 11, no 4 : plaie traversant l'épaule droite. En voie de guérison.

STEFFEN. Garde mobile, Salle 1re, no 20 : coup de feu à la région postérieure de l'épaule droite. Guérison prochaine.

DE L'ÉPAULE AVEC LÉSION OSSEUSE.

HENRY. 73e de ligne, Salle 25, no 29 : plaie traversant l'épaule avec fracture de l'angle supérieur interne de l'omoplate ; hémorrhagies consécutives ; état grave ; blessure présumée de l'artère axillaire ; glace. Espoir de guérison.

ROUILLAC. Civil, Salle 26, no 44 : plaie de la région antérieure de l'épaule droite avec fracture de la tête de l'humérus ; résection de cette tête. Guérison.

X... Officier évacué de l'Hôtel-Dieu le 26 juillet, Salle 1, no 31 : plaie à travers l'épaule avec fracture de l'omoplate et de la tête humérale, suppuration abondante. Etat grave.

Plaies du membre supérieur. (Suite.)

2° DU BRAS SANS LÉSION OSSEUSE.	LEGUÉ. Garde mobile, Salle 25, n° 16 : plaie de la partie moyenne et antérieure du bras. Guérison. MOUCHEL. Etudiant, Salle 2, n° 4 : plaie de la partie interne du bras et de la partie correspondante du thorax (Région axillaire). Guérison. KROUBERG. 52ᵉ de ligne, Salle 26, n° 21 : plaie au tiers supérieur du bras. Guérison. FONTAINE. Civil, Salle 26, n° 46 : plaie du bras et de la partie latérale droite du thorax. En voie de guérison. QUOY. Capitaine du 52ᵉ de ligne, Salle 1ʳᵉ, n° 9 : plaie à la partie inférieure du bras. Guérison.
DU BRAS AVEC LÉSION OSSEUSE.	CORNET. Garde mobile : plaie de l'extrémité supérieure du bras droit avec fracture comminutive de l'humérus ; désarticulation scapulo-humérale. En voie de guérison. TROUVÉ. Capitaine garde nationale : plaie de la partie moyenne du bras avec fracture comminutive de l'humérus ; amputation consécutive. Mort le 34ᵉ jour.
DU COUDE AVEC LÉSION OSSEUSE.	VILLIARD. Garde mobile, Salle 25, n° 11 : plaie de la région postérieure du coude gauche, avec fracture de l'extrémité inférieure de l'humérus ; résection de cette extrémité articulaire. Guéri. JACQUEMIN. Garde mobile, Salle 25, n° 22 ; plaie du coude avec fracture de l'extrémité inférieure de l'humérus et de l'olécrâne ; résection de cette extrémité articulaire. Mort le 35ᵉ jour par infection purulente. LECORNEC. Garde mobile, Salle 26, n° 47 : plaie du coude avec fracture comminutive ; amputation immédiate du bras. Guérison.
DE L'AVANT-BRAS SANS LÉSION OSSEUSE.	DÉDAIN. Garde national, Salle 25, n° 18 : plaie de la région antérieure de l'avant-bras ; hémorrhagie primitive de la radiale. Guérison. MAUDELAIN. Civil, Salle 26, n° 18 : plaie en gouttière de la partie inférieure de la région antibrachiale antérieure. Guérison. TOUSÉ. Lieutenant du 18ᵉ léger, Salle 1ʳᵉ, n° 2 : plaie à la partie supérieure et externe de l'avant-bras. En voie de guérison. TIÉFIN. Officier du 14ᵉ léger, Salle 1ʳᵉ, n° 11 : plaie tiers moyen de l'avant-bras droit. En voie de guérison.

Plaies du membre supérieur. (Suite.)

DE L'AVANT-BRAS AVEC LÉSION OSSEUSE.

VINELER. Garde mobile, Salle 25, n° 43: écrasement du bras, avec fracture du radius; énorme gonflement, signes de sphacèle, résection de l'extrémité supérieure du radius et large débridement; état grave, qui ne permet que l'amputation consécutive; la désarticulation scapulo-humérale n'est faite que le 11e jour. Mort le 13e jour.

AUBÉ. Capitaine garde mobile: plaie de l'avant-bras avec fracture en éclat du tiers moyen du radius; résection de la presque totalité du corps de cet os. Guérison prochaine.

LEBEL. Civil, Salle 26, n° 2: fracture comminutive des deux os de l'avant-bras à leur extrémité inférieure; amputation immédiate à la partie moyenne de l'avant-bras. Guérison.

COULERO. Garde mobile, Salle 26, n° 10 : plaie de l'avant-bras, avec écornure du radius; extraction de deux esquilles. Guérison prochaine.

DEVOSGES. 7e léger, Salle 26, n° 31 : plaie de l'avant-bras, avec fracture du radius; résection du tiers supérieur de cet os. En voie de guérison.

FERRÉ. 6e d'artillerie, Salle 26, n° 33 : plaie de la partie moyenne de l'avant-bras, avec fracture du radius; extraction de quelques esquilles. Guérison prochaine.

CORMELITZ. Civil, Salle 11, n° 23 : plaie de toute la longueur de l'avant-bras, avec fracture du radius. Guérison très prochaine.

GOGUIN. Plaie avec fracture de l'avant-bras. Déjà cité aux plaies de poitrine.

DE LA MAIN SANS LÉSION OSSEUSE.

BORNY. Garde mobile, Salle 26, n° 8 : plaie de l'annulaire et du médius; face palmaire. Guérison.

PIROLEY (déjà cité aux plaies de l'abdomen). Plaie de la face palmaire de l'index. Guérison.

DE LA MAIN AVEC LÉSION OSSEUSE.

LÉVY. Garde mobile, Salle 25, n° 2 : plaie avec fracture du pouce; amputation immédiate de ce doigt. En voie de guérison.

DAMIEN. Civil, Salle 25, n° 21 : plaie de l'index et du médius, avec fracture de la troisième phalange de ce dernier; désarticulation de cette phalange. Guérison.

FOUINAT. Garde mobile, Salle 25, n° 27 : plaie au pouce et à l'index de la main gauche, avec attrition complète de la première phalange du pouce; désarticulation de ce doigt. Guérison.

BOULANGER. Officier de la garde nationale, Salle 9, n° 1 : plaie de la main avec fracture des métacarpiens; amputation immédiate de la main. En voie de guérison.

Plaies du membre supérieur. (Suite.)

DE LA MAIN AVEC LÉSION OSSEUSE.

COMIGNON. Commandant du 12e de ligne, Salle 15, n° 14 : plaie de la main avec fracture des deuxième, troisième et quatrième métacarpiens ; résection du deuxième et désarticulation du médius et de l'annulaire avec leurs métacarpiens. En voie de guérison.

COUDERT. Garde mobile, Salle 26, n° 13 : plaie de l'annulaire et du petit doigt de la main droite, avec fracture des deux dernières phalanges de ce dernier ; amputation de ces deux phalanges. Guérison.

BARLOT. Officier 24e léger, Salle 11, n° 25 : plaie de la face dorsale de la main, avec fracture du troisième métacarpien ; résection de la tête de cet os. En voie de guérison.

VALSERY. Officier 18e léger, Salle 11, n° 29 : plaie de la face dorsale de la main, avec fracture du métacarpien du médius. En voie de guérison.

X . Salle 31, n° 40 : plaie de la face dorsale, avec fracture des deuxième et troisième métacarpiens et déchirures du pouce à la face palmaire ; amputation des deuxième et troisième doigts. Guérison prochaine.

Plaies du bassin.

AVEC LÉSION OSSEUSE.

TOUILLIER. Garde mobile, Salle 25, n° 15 : plaie des régions pubienne et ano-périnéale, avec lésion de la vessie ; fistule urinaire. Guérison prochaine.

DAMIEN. Civil (déjà cité aux plaies de la main) : plaie du scrotum et de la partie interne de la cuisse droite. Guérison.

BOITARD. Garde mobile, Salle 26, n° 27 : plaie de la région pubienne avec balle perdue dans le bassin ; point d'accidents. En voie de guérison.

SANS LÉSION OSSEUSE.

FICHTER. 23e de ligne, Salle 36, n° 26 : plaie à la hanche droite, avec érosion de la crête iliaque et sortie de quelques petites esquilles. En voie de guérison.

BURON. Officier 48e de ligne, Salle 11, n° 23 : plaie de la hanche droite, avec fracture de l'os iliaque ; extraction d'esquilles. En voie de guérison.

MENSY. Officier 28e léger, Salle 1, n° 6 : plaie de la région fessière, avec fracture de l'ischion et du grand trochanter ; extraction de quelques esquilles de ces deux os. En voie de guérison.

Plaies du membre inférieur.

DE LA CUISSE SANS LÉSION OSSEUSE.

TELLER. Garde républicain, Salle 26, n° 4 : plaie de la partie moyenne de la cuisse; hémorrhagies consécutives; sphacèle du membre jusqu'au genou. Mort le vingt-neuvième jour.

RÉTORÉ. Garde républicain, Salle 25, n° 8 : plaie de la région antérieure de la cuisse. Guérison.

BORÉ. Civil, Salle 25, n° 12 : plaie par arme tranchante à la partie supérieure et antérieure de la cuisse droite; entéro-péritonite. Mort le 3e jour.

FAURISSON. Civil, Salle 25, n° 37 : plaie à la partie inférieure et postérieure de la cuisse. Guérison.

ULRY. 7e de ligne, Salle 25, n° 37 : plaie à la partie moyenne et interne de la cuisse. Guérison.

ROYER. Garde mobile, Salle 25, n° 40 : plaie de la partie latérale externe et supérieure de la cuisse.

SOLY. 18e léger, Salle 25, n° 46 : plaie à la partie interne et inférieure de la cuisse gauche. En voie de guérison.

MASSANG. Civil, Salle 25, n° 51 : plaie à la partie antérieure et inférieure de la cuisse. En voie de guérison.

LAPLANCHE. 23e de ligne, Salle 26, n° 9 : plaie au tiers supérieur de la cuisse droite. Guérison.

TEPPE. 24e léger, Salle 26, n° 11 : plaie au tiers inférieur de la région antérieure de la cuisse gauche. Guérison.

COUDERT (déjà cité aux plaies de la main). Plaie à la région antérieure et moyenne de la cuisse. Guérison.

ZENZER. 23e de ligne, Salle 26, n° 38 : plaie au tiers inférieur et externe de la cuisse gauche. En voie de guérison.

BARDOUX. 73e de ligne, Salle 26, n° 41 : plaie au quart inférieur et antérieur de la cuisse; accidents d'arthrite tibio-fémorale. En voie de guérison.

JACQUELIN Garde mobile, Salle 26, n° 42 : plaie au tiers supérieur et antérieur de la cuisse. Guérison.

THUNNAS. Civil, Salle 26, n° 45 : plaie au quart supérieur et antérieur de la cuisse. Guérison.

HERVIEUX. Officier garde mobile, Salle 11, n° 21 : plaie au cinquième antérieur et supérieur de la cuisse droite. En voie de cautérisation.

LIMONIER. Officier 52e de ligne, Salle 1, n° 10 : plaie de la partie moyenne de la cuisse droite. État satisfaisant.

X. Salle 31, n° 8 : plaie de la partie moyenne de la cuisse; hémorrhagies consécutives, ligature de l'artère iliaque externe. État très satisfaisant.

Plaies du membre inférieur. (Suite.)

DE LA CUISSE AVEC LÉSION OSSEUSE.

LEROY. 18e léger, Salle 25, n° 48 : plaie de la partie moyenne de la cuisse avec fracture en éclats du fémur; amputation consécutive au tiers supérieur. Mort le vingt-unième jour par infection purulente.

VIGNERON. Civil, Salle 25, n° 49 : plaie de la partie supérieure du fémur; plaie et fracture de la région sous-orbitaire. Mort le jour même.

X.... 18e léger, Salle 26, n° 28 : plaie de la cuisse au tiers supérieur, avec fracture du fémur en éclats et du grand trochanter; amputation immédiate dans l'articulation de la hanche. Mort le 2e jour.

DAMESME. Général, Salle 10, n° 1 : plaie du tiers moyen de la cuisse, avec fracture du fémur en éclats; amputation immédiate du tiers supérieur. Mort le trente-quatrième jour par infection purulente.

GOMARD. Lieutenant garde mobile, Salle 9, n° 6 : plaie de la partie moyenne de la cuisse avec fracture du fémur; extraction des esquilles et suppuration abondante; réduction avec l'appareil de M. Baudens. État grave.

VENIX. Commandant 11e léger, Salle 9, n° 2 : plaie de la partie inférieure et externe de la cuisse, avec écornure du condyle externe; amputation consécutive le 16e jour. Mort le 20e jour.

MENSY (déjà cité avec plaies du bassin). Plaie de la région trochantérienne avec fracture du grand trochanter. Guérison prochaine.

DU GENOU SANS LÉSION OSSEUSE.

ARNAL. Garde mobile, Salle 26, n° 4 : plaie de la partie externe du genou droit; accidents très intenses d'arthrite tibio-fémorale; état assez grave. L'articulation est ouverte et la suppuration est forte et abondante.

DU GENOU AVEC LÉSION OSSEUSE.

BERNARD. Officier 24e léger, Salle 11, n° 19 : plaie de la partie externe de l'articulation fémoro-tibiale, avec érosion du condyle du tibia et pénétration; accidents d'arthrite; amputation consécutive de la cuisse à la partie moyenne 20 jours après. Mort la nuit.

ROUBIER. Officier 48e de ligne, Salle 11, n° 20 : plaies pénétrantes des deux genoux, avec fraction des condyles du fémur droit; accidents très graves d'arthrite. Mort le 8e jour.

CATIER. Officier 61e de ligne, Salle 11 : plaie de la partie externe du genou droit avec pénétration; arthrite violente calmée par la glace; amputation consécutive à la partie moyenne de la cuisse le 28e jour. Mort le lendemain.

Plaies du membre inférieur. (Suite.)

DE LA JAMBE SANS LÉSION OSSEUSE.	BRYER. 73e de ligne. Salle 25, no 45. Plaie à la partie inférieure et externe de la jambe. En voie de guérison.
	SANTY. Garde répub. Salle 20, no 39. Plaie de la partie supérieure et antérieure de la jambe, avec écornure profonde du tibia près du tendon rotulien. Extraction de plusieurs esquilles.
	DUVERGIE. Sous-lieut. au 12e de ligne. Salle 11, no 2. Plaie du mollet par un coup de feu à bout portant. Large brèche; accidents nouveaux et tétaniques. Mort le 30e jour.
	VIDALAN. Officier garde-mobile. Salle 11, no 15. Plaie à la partie externe et moyenne de la jambe. Guérison.
	GUYONNET. Officier garde-mobile. Salle 1, no 1. Plaie à la jambe, région antérieure et externe, partie moyenne. Guérison.
	MONTAGNE. Officier au 59e de ligne. Salle 1, no 18, Plaie à la région postérieure de la jambe. Guérison.
	DEVEAUX. Officier au 14e léger. Salle 1, no 12. Plaie contuse à la jambe, partie antérieure et inférieure, accidents phlegmoneux et abcès. En voie de guérison.
DE LA JAMBE AVEC LÉSION OSSEUSE.	BRET. 7e léger. Salle 25, no 17. Plaie au quart supérieur et antérieur de la jambe avec fracture du tibia. Extraction d'esquilles. En voie de guérison.
	FOULON. Civil. Salle 25, no 47. Plaie à la partie moyenne de la jambe droite avec écornure du tibia. Guérison prochaine.
	KRZYWICKI. Réfugié polonais. Salle 26, no 7. Plaie au quart inférieur de la jambe gauche avec fracture du tibia. Extraction d'esquilles. En voie de guérison.
	KNER. Garde mobile. Salle 26, no 12. Plaies au tiers inférieur et externe de la jambe avec écornure du tibia. En voie de guérison.
	DEBOISTELLE. Officier au 61e de ligne. Salle 1, no 16. Plaie à la partie postérieure de la jambe gauche avec fracture du tibia. Extraction d'esquilles. En voie de guérison.
	REMOLUE. Civil. Salle 26, no 28. Plaie à la partie inférieure de la jambe avec fracture de la malléole tibiale et pénétration de l'articulation tibio-astragalienne. Extraction des esquilles et de toute la malléole tibiale. Etat assez satisfaisant.
	COUBRAY. Civil. Salle 36, no 43. Plaie à la partie postérieure et supérieure de la jambe avec écornure du tibia. En voie de guérison.

Plaies du membre inférieur. (Suite.)

DE LA JAMBE AVEC LÉSION OSSEUSE.	GUÉBEL. Civil. Salle 26, n° 26. Plaie avec fracture comminutive des deux os de la jambe. Amputation immédiate au tiers supérieur de la jambe. En voie de guérison. FAREY. Sous-lieutenant garde mobile. Salle 11, n° 11. Plaie avec fracture en éclats du tibia et du péroné à la partie moyenne de leur corps. Extraction d'esquilles nombreuses. État grave. COCONNIER. Lieutenant garde mobile. Salle 11, n° 12. Plaies au tiers inférieur de la jambe avec écornure du corps antérieur du tibia. En voie de guérison. NEGRÉ. Officier au 59e de ligne. Salle 1, n° 7. Plaie au tiers inférieur de la jambe avec fracture du tibia et du péroné. Extraction d'esquilles. État assez satisfaisant.
DU PIED SANS LÉSION OSSEUSE.	CULIN. Civil. Salle 26, n° 30. Plaie à la face plantaire. Guérison sans débridement. PARIS. Officier au 1er léger. Salle 11, n° 17. Plaie de la région plantaire interne. En voie de guérison sans débridement.
DU PIED AVEC LÉSION OSSEUSE.	COUVERT. 73e de ligne. Salle 25, n° 23. Plaie du talon avec fracture du calcanéum qui est traversé. Accidents d'arthrite, combattus par la glace. En voie de guérison. DUVIVIER. Général. Salle 10, n° 2. Plaie de la région dorsale du pied avec fracture du scaphoïde. Accidents nerveux et mort le 12e jour.

Blessures légères, telles que contusions par chute, balles mortes, ou autres corps contondants.

Entorses, courbature, fatigue.

Ainsi, en résumé, nous comptons..... 164 entrés.

66 restants.
70 sortis par guérison.
28 décès.

Total.......... 164

Plaies de tête avec fracture	5
Plaies pénétrantes de poitrine	5
Plaies de l'abdomen, avec lésion viscérale	3
Suites d'amputations primitives	3
Suites d'amputations consécutives	6
Entéro-péritonite consécutive à coups de poignard reçus dans la région inguinale	1
Division complète de l'artère fémorale du membre abdominal.	1
Fracture des deux genoux.	1
Plaie pénétrante du genou et infection purulente	1
Fracture du scaphoïde et méningite (général Duvivier).	1
Résection du coude et résorption purulente après un mois de traitement	1
Total	28

Comme on le voit, nous n'avons perdu aucun malade atteint de blessure simple, et sur 29 malades atteints de lésions des os, nous n'avons eu que trois décès, savoir : deux par suite de fracture des os du crâne, et un à la suite d'une résection du coude. Ces résultats, fort satisfaisants, militent en faveur des préceptes que je donne et que je suis scrupuleusement, à savoir : d'enlever sur-le-champ toutes les esquilles pour faire d'une plaie compliquée une plaie simple. On pourra remarquer que, sur 25 militaires atteints de lésions des membres avec fracture, et chez lesquels j'ai extrait immédiatement toutes les esquilles, tous sont guéris ou en voie de guérison.

—

M. Malgaigne dans sa communication (pag. 30) s'exprime ainsi : « Je dirai tout d'abord que nous avons été beaucoup moins heureux que M. Baudens ; nous avons perdu un plus grand nombre de nos blessés ; mais je dirai aussi que nous avons expédié vers le Val-de-Grâce *un bon nombre de nos blessés en voie de guérison*, et de mon seul service il en a bien été expédié une vingtaine. »

Dans la séance du 17 août (*Bulletin de l'Académie nationale de médecine*, t. XIII, pag. 1299) M. Malgaigne a rectifié lui-même cette assertion non fondée dans les termes ci-après: « Lorsque M. Baudens a annoncé qu'il n'avait eu sur 164 malades que 28 morts, j'ai dit que nous avions été moins heureux à l'hôpital Saint-Louis, mais qu'il fallait tenir compte des blessés en voie de guérison, que nous avions évacués sur le Val-de-Grâce, dont ils avaient dû atténuer la mortalité. M. Baudens, n'ayant pas l'accès de cette tribune, a répondu dans un journal, que de ces blessés évacués, il n'avait reçu dans son service qu'un seul, un officier. Je me suis cru tenu de porter cette rectification à la connaissance de l'Académie. »

COMMUNICATION DE M. DEVERGIE.

(Séance du 10 octobre 1848.)

Parmi les questions soulevées et élucidées dans le sein de l'Académie, à l'occasion des plaies d'armes à feu, il en est une qui se rattache directement à la médecine légale, celle de savoir laquelle des deux ouvertures opérées dans les chairs par une balle, est plus large : celle d'entrée ou celle de sortie. Cette question est restée sans solution précise, car les chirurgiens distingués qui s'en sont occupés ont été partagés d'opinion à cet égard.

En pareille matière, le champ de l'observation est différent, ou bien il a trait à des blessés qui ont survécu à leurs blessures; ou bien il a trait à des hommes qui ont été frappés de mort instantanément. Or l'observation faite sur des individus de cette seconde catégorie est bien plus propre à éclairer la question qui nous occupe, parce que les blessures ont été soustraites aux influences de vie, de marche, de déplacement, de secours immédiats, pansements plus ou moins complets : toutes circonstances qui modifient plus ou moins la forme et l'étendue des plaies.

Après les malheureuses journées de juin, ce n'était pas seulement dans les hôpitaux que cette question pouvait être élucidée, c'était encore à la Morgue. Là deux cents et quelques individus furent déposés dans cet établissement, et il était possible de retrouver à peu près tous les désordres que peuvent amener des coups de feu, à l'exception de ces ravages affreux qui sont la conséquence de quelques suicides, et dans lesquels l'instrument meurtrier porte directement sur les chairs en même temps que l'arme est chargée outre mesure et qu'elle contient plusieurs projectiles.

L'observation a démontré que les deux thèses ne sauraient être soutenues d'une manière absolue ; que tantôt l'ouverture d'entrée est plus large que l'ouverture de sortie et que dans d'autres cas c'est l'opposé.

Dans ses *Considérations cliniques sur les blessés de juillet* (Paris, 1830, in-8°), M. Roux a signalé d'une manière particulière les différences qu'il avait observées sur ce point de pathologie chirurgicale : « Dans les plaies à deux orifices, faites par les balles, dit-il (pag. 15), l'ouverture de sortie n'était pas plus grande que l'ouverture d'entrée, ou celle-ci plus petite que l'autre, aussi constamment que l'ont prétendu ceux qui ont décrit les plaies d'armes à feu, d'après les observations faites sur les champs de bataille ; il attribue la cause de cette différence à ce que dans les trois jours les coups étaient tirés presque à bout portant, ou à de faibles distances.

D'une autre part, la médecine légale a déjà fixé son attention sur cette double condition inverse, relative au diamètre de la plaie d'entrée et de la plaie de sortie des balles. Permettez-moi d'évoquer à cet égard quelques antécédents.

Après avoir donné, dans mon traité de médecine légale, comme l'expression la plus générale des blessures par armes à feu ce fait, que l'ouverture d'entrée d'une balle était généralement plus petite que celle de sortie j'ajoute : « On aurait tort cependant de considérer ces données comme l'expression de faits sans exception. Voici une consultation médico-légale rédigée par Ollivier d'Angers et par moi, dans une affaire judiciaire où nous eûmes à émettre notre opinion à cet égard, et dans laquelle nous avons discuté tous les points qui peuvent être rattachés à cette circonstance : *Une plaie d'entrée peut offrir un diamètre plus grand que celui d'une plaie de sortie.*

Il s'agissait, dans l'espèce, d'un coup de feu tiré par un gendarme contre un braconnier et à une distance de seize pas environ. Suivant le dire du gendarme, il aurait tiré sur le braconnier au moment où celui-ci le couchait lui-même en joue. Le braconnier qui succomba à sa blessure, soutint jusqu'à la mort qu'il n'avait pas ajusté le gendarme et qu'il avait été frappé par derrière au moment où il se sauvait. M. Dias de Dourdan, qui soignait le blessé, supposa que l'assertion du braconnier était fausse, mais lorsqu'il procéda à l'autopsie avec le docteur Courtois, il fut conduit à émettre une opinion opposée. C'était pour faire cesser cette contradiction que nous fûmes consultés, Ollivier et moi.

Tel avait été le coup de feu, que deux plaies existaient au voisinage de la hanche ; l'une à la partie moyenne de la fesse droite, de forme circulaire, du diamètre d'une pièce de deux francs, avec des bords légèrement enfoncés sur les parois sous-jacentes, et laissant écouler une grande quantité de sang veineux ; l'autre située vers la partie moyenne de la région iliaque du même côté, à forme ovalaire, son plus grand diamètre ayant 6 à 7 lignes d'étendue.

Or, telle était la position relative du meurtrier et du blessé, que le gendarme se trouvait beaucoup plus élevé que le braconnier ; car, dit-on dans le procès-verbal, la pente est très rapide à partir du terrain occupé par le gendarme. La forme de la plaie de la fosse iliaque réunie au petit diamètre de cette plaie pouvait donc justifier la supposition que ce fut là l'ouverture d'entrée. Mais il résultait du procès-verbal d'autopsie : 1° qu'à partir de l'ouverture de la fesse il existait un véritable conduit ou trajet unique à parois contuses, ecchymosées, se terminant à l'os iliaque perforé de telle sorte, que dans les deux tiers inférieurs de cette ouverture, les bords de l'os étaient nets tandis que le tiers supérieur présentait une esquille détachée.

L'ouverture de l'os avait d'ailleurs le diamètre d'une balle de fusil. La lame externe de l'os avait été coupée net, la lame interne cassée en éclat. Beaucoup d'esquilles étaient disséminées dans l'épaisseur du muscle iliaque interne ; dans la fosse iliaque, l'une d'elles était venue s'accoler à une anse intestinale avec laquelle elle avait contracté de légères adhérences. L'intestin grêle était déchiré dans l'étendue d'un pouce, et des matières fécales s'étaient épanchées dans la cavité du péritoine.

Nous n'hésitâmes pas à nous prononcer en faveur de l'assertion du braconnier, qui déclarait avoir été frappé par derrière au moment où il fuyait.

Ainsi la médecine légale avait tenu compte de la possibilité du fait qu'une ouverture d'entrée fût plus grande qu'une ouverture de sortie, quoique l'arme à feu fût déchargée à distance. Elle en a fourni la preuve.

Reste maintenant à établir les conditions qui règlent ces dimensions inverses, et voici ce que l'observation nous a appris à cet égard.

Toute arme déchargée à bout portant, c'est-à-dire appuyée contre les chairs, amène des désordres affreux qui se traduisent par de larges destructions de parties de 10, 15, 20 centimètres et plus de diamètre, au centre desquelles on voit, pour les parois de la poitrine par exemple, des ouvertures d'entrée à forme inégale de 5 à 10 centimètres de diamètre, en sorte que l'œil plonge dans une large excavation.

On attribue généralement tous ces effets à l'action de la poudre.

Mais entre ces désordres considérables et la simple ouverture d'entrée que produit une balle en traversant la poitrine de part en part, ouverture dont les dimensions sont plus ou moins en rapport avec le diamètre de la balle, on observe des désordres de nuances graduées et d'une progression décroissante, mais toujours avec l'ouverture d'entrée plus large que l'ouverture de sortie ; de telle sorte qu'en les réunissant, tous ces effets peuvent constituer une catégorie de coups de feu du genre de ceux que l'on nomme à brûle-pourpoint ; cependant, en voyant la forme nettement arrondie de la blessure, on admettra difficilement que la poudre ait produit ces résultats. Ainsi la plaie est circulaire ; la peau est largement ouverte circulairement et coupée net ; les chairs sont dénudées dans une certaine surface, et dans quelques cas, au centre du disque, que représente cette surface, existe l'ouverture du passage de la balle, qui est en effet plus large que l'ouverture de sortie.

Dans une seconde catégorie de lésions, la plaie d'entrée est évidemment plus petite que la plaie de sortie ; mais tandis que dans les blessures précédentes la peau paraissait s'être contractée, rétractée de manière à élargir l'ouverture; que les lèvres de la blessure paraissaient comme brûlées, raccornies, effet d'un suintement sanguinolent qui s'opère dans les lèvres de la plaie, et de l'amincissement par dessiccation, après la mort, de la peau percutée ; dans cette seconde catégorie, au contraire, la peau est enfoncée vers le canal formé par la balle, les bords de la plaie sont plus ou moins déprimées en entonnoir.

Alors se montre, d'une manière plus marquée, le renversement au-dehors des lèvres de la plaie de sortie, tandis qu'il était moins prononcé dans la première catégorie.

Or, la première catégorie appartient évidemment aux coups qui portent plus ou moins près ; la seconde à ceux qui portent ou frappent à une distance plus ou moins éloignée.

C'est, suivant moi, surtout à cette cause, la distance, qu'il faut attribuer les nouvelles idées qui ont été émises sur les dimensions relatives de l'ouverture d'entrée d'une balle comparée à l'ouverture de sortie.

Dans les conditions où étaient placés les combattants dans les journées de juin, tous les coups portaient à une distance plus ou moins rapprochée ; de là les ouvertures d'entrée relativement plus larges ; la plupart des individus déposés à la Morgue provenaient de l'attaque de la mairie du 8e arrondissement, et l'on sait combien ce combat, où la mairie fut prise et reprise, a été meurtrier, et combien aussi les combattants ont dû se trouver rapprochés les uns des autres.

De l'examen des mêmes blessures après les batailles rangées, les chirurgiens militaires ont dû nous laisser des observations opposées, parce que là les régiments sont en ligne et à une distance de 100 à 150 pas.

Lorsque Dupuytren et M. Paillard (1) ont fait leurs expériences à l'occasion des plaies d'armes à feu ; lorsqu'ils ont déchargé des balles contre des crânes ou contre des planches seules, ou superposées, ils ont expérimenté à distance, et dès lors l'observation sur des corps inertes a été en rapport avec l'observation sur des corps vivants, faite dans les mêmes conditions, c'est-à-dire lors des batailles rangées ; il faut donc les assimiler aux coups de feu tirés dans les mêmes conditions. Il n'y a rien à objecter contre ces expériences de Dupuytren. Dans l'une d'elles, par exemple, on voit trois planches placées l'une derrière l'autre à 8 centimètres de distance chacune ; la balle les traverse l'une après l'autre. A chacune des planches qui ont 3 centimètres d'épaisseur l'ouverture d'entrée est plus petite que l'ouverture de sortie, et les ouvertures sur la seconde et sur la troisième planche prennent relativement un diamètre de plus en plus grand, quoique inégal des deux côtés, de manière que l'ensemble des ouvertures sur les trois planches constitue un canal inégalement conique, mais élargi d'avant en arrière.

La conséquence à tirer de ces observations ainsi rapprochées, c'est que pendant la première portion du trajet qu'elle parcourt, la balle tend à former des ouvertures d'entrée plus larges que les ouvertures de sortie, lorsqu'elle traverse à son point de départ des parties molles vivantes, et que durant la seconde portion de ce trajet le contraire se produit.

(1) *Leçons orales de clinique chirurgicale*, par Dupuytren. Paris, 1839, tome V, in-8.

Resterait maintenant à expliquer les causes de ces effets. C'est alors que l'on entre dans le cercle des hypothèses qu'entraînent en général presque toutes les théories.

A la décharge d'un coup de feu, deux corps agissent, la poudre et la balle. Ils n'agissent pas sur un corps inerte, mais bien sur des tissus doués ou de contractilité ou de contraction, les os exceptés. Enfin, la poudre et la balle traversent un milieu, l'air, qui vient aussi apporter son influence dans les résultats de la blessure. Brusquement repoussé par la force expansive de la poudre, brusquement chassé par la vitesse de la balle, l'air vient ainsi compliquer tout l'échafaudage d'une théorie.

C'est certes aux effets de la poudre et de l'air qu'il faut attribuer ces désordres si graves des parties molles et des os dans les cas de suicide à bout portant. Ce n'est plus à cette cause qu'il faut rattacher une ouverture d'entrée plus large que le diamètre de la balle, lorsque la balle vient frapper les chairs à une distance rapprochée de l'extrémité de l'arme qui a été déchargée.

Quoi qu'il en puisse être de la théorie, il était important de démontrer, par des expériences, que la distance était la principale cause de la différence dans la largeur des ouvertures d'entrée. Voici celles auxquelles je me suis livré :

Trois séries d'expériences furent faites sur des planches de bois de 4 centimètres 5 millimètres d'épaisseur. La première avec du bois sec ; la seconde avec du bois vert ; la troisième avec du bois vert tapissé, sur ses deux faces, de peau fraîchement retirée des parties latérales du tronc d'un enfant de quinze ans, scrofuleux, qui avait succombé à une hydropisie ascite. Enfin, quelques unes furent faites sur du bois de 8 centimètres d'épaisseur.

Nous nous sommes servi d'un fusil de chasse de Lepage d'un excellent tir, avec balles de calibre de 14 millimètres de diamètre.

Voici les résultats de ces expériences :

1° Quel que soit le bois que la balle traverse, quelles que soient l'épaisseur du bois, et la distance d'où le coup est tiré, l'ouverture d'entrée de la balle est toujours très petite et celle de sortie beaucoup plus grande; de telle sorte que le canal parcouru par la balle représente un cône qui, sur le bois vert, est parfaitement dessiné.

Le sommet du cône est représenté par le diamètre de l'ouverture d'entrée qui est égal au diamètre de la balle, en supposant le coup tiré à 15 ou 20 pas.

L'ouverture d'entrée étant à une distance de 20 pas est de 14 millimètres; celle de sortie est alors de 35 millimètres.

2° L'ouverture d'entrée présente le même diamètre, soit que l'on tire à 3 pas, à 2 pas, ou même que l'extrémité du canon de fusil ne soit distante que d'un pied de la planche. Celle de sortie ne présente pas plus de différence.

3° Lorsque les deux faces de la planche sont tapissées de peau, les ouvertures de la peau sur les deux côtés se présentent dans les mêmes conditions relatives que les ouvertures du bois, et même la peau qui tapisse l'ouverture de sortie est plus largement ouverte encore que le bois.

4° L'ouverture d'entrée sur la peau est à bords nettement arrondis. Celle de sortie est souvent à bords déchirés.

5° A un pied de distance, entre l'extrémité du canon et la planche, l'ouverture d'entrée de la peau commence à s'élargir, et les lèvres en sont taillées en biseau, de telle sorte que cette ouverture d'entrée représente 2 diamètres, l'un plus large à la superficie du derme, l'autre plus étroit dans sa profondeur. La différence entre les deux diamètres est de 4 millimètres; ce qui donne, diamètre extérieur, 18 millimètres; diamètre intérieur ou profond, 14 millimètres.

A cette distance la peau est noircie de poudre dans une étendue de 7 à 8 centimètres, à la circonférence de l'ouverture d'entrée de la balle.

6° La forme des ouvertures d'entrée des balles sur le bois varie comme la direction des fibres du bois.

Elle est parfaitement ronde si la balle vient à traverser un nœud, où toutes les fibres sont très resserrées et probablement aussi réunies d'une manière inextricable.

La forme est quadrilatère si la direction des fibres de la

planche est parallèle à la largeur de la planche, par exemple si les angles en sont nettement dessinés, quelle que soit d'ailleurs la distance à laquelle le coup a été tiré dans les limites de 20 pas; aussi ces ouvertures donnent 14 millimètres sur 17; 16 sur 22.

7° Les ouvertures d'entrée sont d'autant plus nettes que le bois est plus vert.

8° Les ouvertures de sortie sont généralement avec éclat, à moins que le bois ne soit très vert, et dans du bois sec les éclats et l'élargissement des ouvertures de sortie sont très considérables. Cet élargissement augmente avec l'épaisseur du bois, ce dont nous nous sommes assuré en tirant sur des madriers provenant de bois de bateau.

Conclusions.

1° Ces expériences viennent à l'appui de l'opinion que nous avons émise sur la cause de la largeur relative des ouvertures d'entrée des balles, car lorsque le coup de feu est tiré à un pied de la planche recouverte de peau, l'ouverture d'entrée commence à s'élargir.

Or il est probable qu'un coup de feu tiré sur un tissu doué de vie, c'est-à-dire d'élasticité et de contractilité, doit donner lieu à des phénomènes plus marqués sous ce rapport.

En résumé, c'est à la distance, suivant nous, qu'il faut attribuer la largeur relative des ouvertures d'entrée des balles.

2° Les balles, en traversant les tissus fibreux du bois, y font naître des ouvertures quadrilatères lorsque la direction des fibres est parallèle. Ces ouvertures sont rondes, comme le projectile, lorsque les fibres sont croisées d'une manière inextricable, ainsi qu'on l'observe dans le nœud d'une planche.

Cette circonstance ne pourrait-elle pas rendre compte d'une partie des phénomènes que l'on observe sur les tissus vivants? Pourquoi, par exemple, une plaie de sortie oblongue chez ce braconnier dont nous avons rapporté l'observation? Est-ce seulement à l'obliquité de la direction de la balle qu'il faut attribuer cette conformation? Sans nier l'existence de cette cause, dont je suis porté à tenir grand compte, ne faudrait-il pas aussi invoquer la direction différente des fibres de la peau sur les diverses parties du corps?

Ai-je besoin de rappeler les expériences de M. Filhos sur les poinçons perforant la peau, en y laissant des ouvertures oblongues, mais dont la direction est parallèle, oblique ou transversale à l'axe du corps, suivant les points qui sont frappés?

3° La disposition et la forme du trajet parcouru par la balle dans l'épaisseur des planches ne doivent-elles pas se reproduire sur les os et faire qu'en traversant ces os la balle y produise une ouverture de sortie plus large qu'une ouverture d'entrée? C'est un fait qui n'a pas encore suffisamment appelé l'attention des chirurgiens. Il y a tout lieu de croire que ce fait s'accomplit tous les jours, de même que se reproduit l'éclat du bois à l'ouverture de sortie de la balle et l'éclat de la lame des os la plus éloignée de l'ouverture d'entrée du projectile. De là l'indication chirurgicale de toujours aller à la recherche des esquilles par la plaie de sortie et une par la plaie d'entrée des balles.

De là aussi l'indication de maintenir ouverte la plaie de sortie toutes les fois que l'on suppose un corps étranger resté dans la plaie.

4° Au point de vue de la médecine légale, la largeur relative des ouvertures d'entrée et de sortie ne doit avoir qu'une importance secondaire, tandis que la dépression des lèvres de la plaie d'entrée et la saillie au-dehors des lèvres de la plaie de sortie sont des phénomènes de premier ordre. Ils sont d'autant plus probants que, comme l'a fait observer M. Begin, ils persistent même après la cicatrisation des plaies. Les mêmes effets se reproduisent d'ailleurs d'une manière encore plus tranchée sur les corps inertes et mous, tels que les tissus de drap, de feutre, de coton, etc. Nous en avons eu encore une preuve toute récente dans l'examen des blessures auxquelles a succombé le chef de bataillon Masson. Il s'agissait de déterminer s'il avait été frappé de bas en haut. La plaie d'entrée du côté gauche de la figure était avec dépression. La plaie de sortie de la tempe droite était avec éclat des os ; et comme M. Masson portait un képi en feutre, celui-ci avait été traversé par la balle, et l'ouverture du feutre était déchirée avec rebords, fortement déjetés en dehors.

TABLE DES MATIÈRES.

www.ingramcontent.com/pod-product-compliance
Ingram Content Group UK Ltd.
Pitfield, Milton Keynes, MK11 3LW, UK
UKHW012205240726
13966UKWH00002B/595